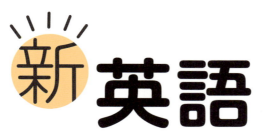

新英語
抄録・口頭発表・論文作成

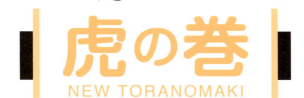

虎の巻
NEW TORANOMAKI

忙しい若手ドクターのために

著

上松 正朗

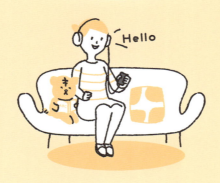

Hello

南江堂

改訂版への序文

　『英語抄録・口頭発表・論文作成 虎の巻』の初版を上梓してから10年以上の歳月を経た．初版の序文でも述べたように，初版では筆者自身が若いときに知っていれば，もっとよい発表ができ，あるいはもっと要領よく論文を書くことができただろうにと思ったことを，忙しい後輩医師のためにできるだけ簡潔にまとめ，筆者自身が論文指導をする際の基本テキストとして使えるよう考慮した．忙しく診療に追われる後輩医師たちに対する筆者の心からのエールでもあった．幸い若手医師諸君にも院内外を問わず好評を博し，望外のロングセラーとなった．しかし，初版出版後10年が経過し，インターネットを中心として情報技術やインフラは格段に進歩した．テキスト情報を検索することはもちろん，動画や音声情報までも気軽に検索し触れることができるようになった．それらに伴い，わが国においても若い世代の英語力やプレゼンテーション力は着実に向上しているように思う．また「虎の巻」の出版をきっかけに英語発表や論文の書き方についての講演をさせていただく機会を得，貴重なご意見や質問をいただいた．これらを反映させることにより，より実践的で役に立つ「虎の巻」を作りたいという思いが強くなった．幸い南江堂から改訂のお話をいただき，喜んで改訂に着手した．

　簡潔であることと，わかりやすいことはしばしば矛盾する．本書の改訂に際しては，ていねいな解説を試みるとともに，忙しい若手医師が短時間で主要ポイントを把握できるよう全体のレイアウトを見直し，視覚的にわかりやすく表現するよう努め，かつ進歩したインターネット環境にも対応した内容を心がけた．さらに口頭発表やポスター発表のディスカッションにも役立つよう，「話すための英語」の章を新設した．本書がこれからも「格調高いあんちょこ」であり続け，若手医師のよき道しるべとなることによって，臨床研究の裾野が広がり，わが国から新たな医学情報が世界に発信されることを夢見て，改訂版への序文とする．

2017年3月

上松正朗

初版の序文

　緊急入院の受け持ち，受け持ち患者の急変，緊急手術の呼び出しなど，若手医師への呼び出し音は鳴り続ける．ハードな日常に耐え，臨床経験を積み，技術を磨き，人間的にも成長して一人前の医師が育つ．臨床ばかりではない．厳しいマッチングに選ばれ，幸運にも（?）基幹病院に配属された若手医師は，さらに学会研究会活動や論文執筆までも要求される．大変なことである．一人二役も三役もこなさねばならない．ちゃんとした臨床医になりたいだけなのに，なぜ学会や論文なのか．しかし不思議なことに学会発表や論文発表に挑戦することにより，自分の臨床レベルは上がる．病院のレベルも上がる．そして患者さんも幸せになる．多くの先輩たちがこのような厳しい状況を経験し，もまれ，病院を支えつつ一人前の臨床家となっていった．大変なことであるが，やりがいのあることである．しかしながら，臨床医はじっくりと腰を落ち着けて勉強する時間を取ることができない．そこで，回り道をしないで，要領よく，よい学会発表や論文執筆ができればと思う．

　論文の書き方など，本来は医学生の間に習得すべき事柄だろう．しかし，著者は学生時代にまったくそういう訓練を受けた記憶がない．日本の学部教育は，教員数の少なさからか，講義中心のインプットが主で，アウトプットのための訓練はほとんどなかったように思う．医学が進歩し，インプットすべき事柄が格段に増えた現在，医学生はますますアウトプットのための訓練を受けずに卒業してしまうのではないだろうか．それなのに，患者さんの命を預かる忙しい研修医になってから，やれ学会で発表せよ，はやく論文を書けといわれる．この状況はなんとかせねばなるまい．

　本書は著者の勤務する病院の若手医師のために，著者自身が二十数年前に知っていれば，もっとよい発表ができ，あるいはもっと要領よく論文を書くことができただろうにと思ったことをまとめた「虎の巻」である．若手医師に対する著者の心からのエールでもある．「虎の巻」とは，中国の兵法書「六韜（りくとう）」の虎韜巻から出た語で，転じて秘事，秘伝の書の意とされる．また講義などの種本，教科書の安直な学習書（あんちょこ）という意味もある．本書では，志は格調高く「秘伝書」を目指したが，できるだけ「あんちょこ」であるように努めた．つまり実地に役立つ道しるべとして，簡単に目を通すことができるよう配慮した．もちろん，畳の上の水練だけでは泳げるようにはならないが，それでも道しるべがあるのとないのとでは，目的地に到達する過程に大きな違いが生じることだろう．

　日本の国内学会においても英語での発表，ディスカッションが増えている．また著者の専門とする循環器病学の分野をみても，20年前には考えられなかったほど世界の場での日本人のすぐれた発表が増えている．この「虎の巻」がさらに発表者の裾野を広げ，日本発，世界に向けての価値ある医学情報の発信のため，そしてがんばっている若手医師の「やりがい」のために，いささかでもお役に立てばと願っている．

　2006年3月

上 松 正 朗

目　次

第1章　英語抄録「虎の巻」

第2章　英語による口頭発表「虎の巻」

目 次

目　次

付　録

Column

第 1 章
英語抄録「虎の巻」

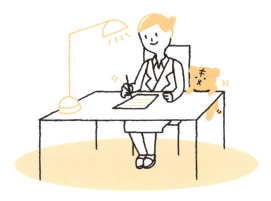

英語で学会抄録を書いてみよう

　初心者にとって，いきなり英語論文を書くことはかなりハードルが高い．一方，英語で学会の応募抄録を書くことは，論文に比べればかなりやさしい．まず肩の力を抜いて，学会抄録を英語で書くことから始めてみよう．海外の著名な学会にチャレンジするとよい．採択されれば，自分の経験や知識を世界に向かって発信することができる．忙しい日常生活にも変化がおきる．視野が開ける．これは快感だ．最近では国内学会であっても，世界に情報を発信するために，抄録は英語を採用する学会が増えてきた．日本人としては複雑な気持ちで，実際には討論が疎かになるなどの賛否両論があるが，考えようによっては世界に打って出る練習をするよいチャンスである．文句をいうより，これを活かさない手はない．

　論文よりも簡単とはいっても，たとえば循環器領域では，アメリカ心臓協会（American Heart Association: AHA）の採択率は，少し前にはアメリカ人にとってさえ 30％前後と決して高くはなかった．日本人にとっては 10％台という狭き門であった．だが，よいこともある．最近では AHA といえども採択率は 48％にまで上がっている（2015 年）．門戸は広がったが，依然として世界中のトップクラスの人たちが集う学術集会である．有名な論文の著者たちと身近に出会うことができる．ぜひ海外学会にチャレンジしてみよう．とはいっても，採択される抄録を書くには一定の水準を満たさなければならない．たとえ内容がよくても，自己流の書き方ではなかなか理解してもらえず，採択されない．

 まず英語で，学会応募抄録を書くことからチャレンジしよう．

"Sushi" theory

　sushi（すし）は英語にもなり，外国でもインテリ層を中心に評判がよい．高級で健康的な，そしてちょっと "チャレンジング" な食文化として認識されている．旨い握りずしは，新鮮な "上ネタ" と，それを支える上質の "しゃり"，そして職人の "技"，この 3 つが揃わなければならない（図 1）．採択される学会抄録も同じだ．抄録を書く前にまずこの 3 つについて考えよう．

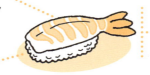

新鮮な上ネタ
＝専門家の興味を
引く新しいテーマ

ほどよい握り方
＝書き方
① 論理構成
② 英語表現

**適度な量の良
質なしゃり**
＝必要かつ十分
なデータ

図1 "Sushi" theory

1
英語抄録

2
英語による
口頭発表

3
話すための
英語

4
いよいよ
英語論文

5
論文を書く
ための英語

付
録

■新鮮な "ネタ"（＝新規性があり，かつ臨床的意義のあるテーマ）

　今まで発表されたことのない，興味ある情報を専門家に提供できるか．これが第一のポイントである．すなわち新規性があり，かつ臨床的意義があるか．これらがなければ一流の学会には採択されない．まず自分の "持ちネタ" が，過去に発表されたことのない新しいものであるかをよく吟味しよう．院内の先輩に聞くだけでなく，インターネットの PubMed（ありがたいことに無料である）で検索しよう．文献検索する場合，できるだけ一般的に使われている検索語（☞Column 1，p4）を意識して使うことが重要だ．大学の先輩にもメールで質問し，耳学問も積極的に利用しよう．よいことをするためだから，遠慮せずに人脈は最大限に使おう．個人の知識など，たかが知れている．できるだけ多くの人たちの知恵を借りよう．

　新しい "ネタ" が大事といっても，すべてがまったく新しい研究などまずない．これからピアノを始めるのにいきなりショパンは弾けない．今まで知られていたことに，いくらかの「新しさ」や「新しい切り口」を付け加えることができれば，価値ある研究である．いきなりホームランを狙わず，まずは出塁することを考えよう．実際，そのようにして学問は進んできたのだ．そしてその新しさが，これまでの診断・治療を変えうるもの，そして患者さんの QOL や予後を変えうるものであれば "上ネタ" であり，一流の海外学会向けの "ネタ" である．

　本来研究というものは，計画を立て，プロポーザル（研究の提案）をして承認を受けた後に行われるものである．プロポーザルには，背景・目的・対象・方法をきっちりと記載する必要がある．もっとも臨床研究の場合は，しばしば偶然と思われるようなことから大発見がなされる場合もあるのだが，偶然をものにするためには，たゆまぬ努力が必要である．あなたが大天才でない限り，"付け焼刃" は通用しない．普段から好奇心を養い，ア

ンテナを張っておこう．時間の許す限り，いろいろな分野の専門家と接することはとてもよい刺激になる．

とはいっても，なかなかよいネタがみつからないときはどうするか．一般に「新しい知」は「既存の知」と「既存の知」の組み合わせから生まれる．学問の分野が発展途上にある段階では，「知の深化」（exploitation）が行われる．つまり，予定された方向に向かって努力し，知識を拡大する．すなわち「周辺の知」の拡張が行われる．その分野が成熟してくると，知識の拡大は緩やかになり，ついには「周辺の知」を拡大するのみでは知識の拡大は得られなくなる．この段階では「知の探索」（exploration）が必要になる．あらかじめ定められた方向に向かって努力するのではなく，異分野との組み合わせが必要となる．「異分野の知」を組み合わせることにより「新しい知」が得られるのである．対象とする分野の発展段階に応じて，単に努力によって「知の深化」を行うのみでよいのか，異分野との交流による「知の探索」が必要なのかを考えよう．卑近な例では，新たな検査法が開発された場合，既知の疾患をその方法で評価するだけでも新たな知見が得られる．

Column 01　MeSH term

PubMed では各文献に MeSH（Medical Subject Heading）という検索用の語句が割り当てられている．あらかじめ MeSH term のリストを調べておき，これを利用して検索すれば，語尾変化や同義語などにかかわらず検索してくれるので，ヒット率が高くなる．MeSH を知らなくても，利用者が検索語を入力すると，まず MeSH のテーブルが自動的に参照され，同じ意味の MeSH 用語があればそれを検索の対象にして文献を拾ってくれる仕組みになっている．MeSH のテーブルにその語句がない場合には，テキスト語として一致する語句を含む文献が検索される．したがって，初心者であっても適当に複数の語句をスペースで区切って並べ，Go ボタンをクリックすればある程度正しい検索ができる仕組みになっている．無論 MeSH を使ったほうがテキスト語に比べて文献のヒット率は高くなる．検索語が MeSH の中にあるかどうかは PubMed の MeSH Browser を使って確かめることができる．また MeSH にある略号，たとえば DNA などは，説明なしに抄録，論文中に用いることができる．PubMed は無料で自宅のパソコンから利用できる．一昔前を思えば文献検索は夢のような時代になった．

「知の探索」は異分野との出会いであるので，一人で頭を悩ませていても実現しない．ここで有効なのは，プロジェクト検討会，いわゆるブレインストーミングである．「三人寄れば文殊の知恵」とは，よくいったものだ．臨床が忙しくなければよいネタは得られないが，忙しさに追い立てられてばかりでも，よいネタは得られない．「緊急ではないが，重要である」事柄をみずから実行する意志が必要である．

- 新規性があり，かつ臨床的意義のあるテーマを探す．
- 既知の事柄であっても，新しい切り口をみつければよい．
- インターネットを活用しよう．
- 成熟した分野では，異分野との組み合わせを考える．
- プロジェクト検討会で多くの人の知恵を借りよう．

■ 多すぎず少なすぎず，"ネタ"をしっかり支える"しゃり"（＝必要かつ十分なデータ）

"ネタ"がいくらよくても，"しゃり"がなければ"すし"ではない．よい"ネタ"を支えるしっかりとしたデータがなければならない．"しゃり"は良質である必要があり，その量は多すぎても少なすぎてもいけない．言いたいことを裏づけるのに必要かつ十分なデータがあるか．不要なデータを入れていないか．結論を述べるために必要ではないデータをだらだらと書き連ねるのはダメだ．一方，結論を裏づけるのに必要なデータがなければ，あるいはデータが誤っていたら話にならない．潔く応募は見送ろう．必要なデータを得るにはどうすればよいか，これは普段から先輩や同僚とディスカッションし，考え，データを収集しておかねばならない．できれば，日常診療の中にデータ収集が組み込まれるような方法を考えよう．次の学会に向けて頑張るのだ．

データの統計処理は重要である．統計は日々進化している．臨床医の多くは統計に苦手意識をもっているのではなかろうか．しかし，症例数などは研究計画の段階から考慮すべき事柄である．プロジェクト検討会の後，統計処理が必要な場合は詳しい人に相談しよう．出身大学に医療統計の講座があれば幸運である．彼らも実際のテーマやデータを求めていることが多い．指導者を通して相談しよう．多くの場合，どの統計処理をあてはめるべきかさえわかれば，実際の処理はパソコンがやってくれる．

> ✦ 必要なデータが揃っているか，不必要なデータが含まれていないか．
> ✦ 統計については，詳しい人のアドバイスを受けよう．

■握り方の "技"（＝書き方）

　"ネタ" や "しゃり" がいくらよくても，握り方が悪くパサパサ，ベタベタではすしにはならない．ここですし職人の登場である．食べてもらう相手（応募する学会）によって握り方（書き方）は違う．わさびをきかせたり，逆に抜いたり．力を入れすぎず，抜きすぎず，適度な強さで握る．新鮮なネタを放置して腐らせてはもったいない．ネタが新鮮なうちに素早

Column 02　"技" の大切さ

　昔話かつ私事で恐縮であるが，1981年，まだ卒後2年目であった筆者は，設立されてまだ3年目のCCU（冠疾患集中治療室）に勤務することになった．当時の急性心筋梗塞の治療法といえば，安静にさせて循環管理を行うだけであり，半数近くの患者が亡くなる恐ろしい病気であった．それまでは禁忌とされていた急性期に緊急冠動脈造影が行われだした．ウロキナーゼを冠動脈内投与することによる冠動脈内血栓溶解療法が試みられた．現在の冠動脈インターベンションに比べれば何とも貧弱な治療手段であったが，再灌流療法時代の黎明期であった．大変高価であった心エコー図の機械は院内に1台しかなく，緊急カテーテルが終わった後の深夜，本体とすごい熱を発する感熱式の記録機とを心エコー図室からCCUまでゴロゴロと押して行き，再び本体と記録機とをつないで心エコー図をとった．冠動脈が再疎通して同僚や先輩医師たちは小躍りして帰っていったが，再疎通直後では低下した壁運動は回復せず，梗塞領域の左室は奇異性運動（心筋が正常に収縮せず外方に動くこと）を呈していた．果たしてよいことをしているのだろうかと悩んだ．ところが，症例によるが左室壁運動は数日から週単位で少しずつ回復してきたのである．心エコー図担当であった筆者はデータをまとめてはりきって抄録を書き，何度かアメリカ心臓協会（AHA）やアメリカ心臓病学会（American College of Cardiology: ACC）の学術集会にチャレンジした．結果は惨敗であった．幸か不幸か，当時筆者が書いた抄録は残っていないが，今みれば読むに耐えないものだったのかもしれない．筆者が当時観察していた現象は，現代の循環器医なら誰でも知っている気絶心筋（stunned myocardium）であった．Kloner, Braunwaldらが1982年に論文化した概念である．いくら "ネタ" がよくても，きちんとアピールできるテクニックが伴わなければ，世界には通用しない．

く握る．あまり力んでむずかしい文章を書こうとしてはいけない．抄録書きもある程度年季がいる．これは自分で一流学会の抄録を読み，先輩に直されながら身につけるしかない．しかし，最初から試行錯誤するばかりが能ではない．ノウハウがある．定石がある．書いてしまってから先輩に直される前に，まずは定石を知っておこう．ぜひ本書を活用していただきたい．

"技"には2つの面がある．①論理構成と，②英語表現である．この2つのいずれかがまずいと，抄録は理解してもらえない．理解してもらえない抄録は採択されない．

論理構成は，英語の出来・不出来にかかわらず，それ以前の最重要事項である．筆頭演者はまず論理構成をきっちり考える責任がある．論理構成まで添削者に頼るのは筆頭演者としては失格だ．論理構成の問題は，その重要性を本人が自覚するか否かで大きく違ってくる．

英語表現は，英語が不得意な人にとっては厄介な問題で，一朝一夕には身につけることができない．英語の不得意な人は，英語の得意な同僚・先輩を頼ろう．論理性をしっかり担保したうえで，可能ならばネイティブチェックも受けよう．英語の添削を頼むことは決して恥ではない．みてもらわずによい"ネタ"を理解不能な英語にして世間にさらすことこそ，もったいない．しかし，もしあなたが英語の不得意な人であったとしても，中学・高校・大学教養と，8年も英語の基礎知識は勉強しているのだ．あと一押し，ちょっとしたコツで実用英語を身につけられる．本書ではそのコツについても述べるので，心配しなくても大丈夫．学会抄録に必要な英語力は「ネイティブ並みの英語力」ではない．「ネイティブがストレスなく理解できる英語」である．一方，英語の得意な人は英語表現の問題についてはほとんどクリアできているので楽である．フォーマルな英語を書くことを心がけ，論文の論理構成に力を注げばよい．

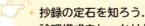

- 抄録の定石を知ろう．
- 論理構成をしっかりと考えよう．
- 完璧な英語ではなく，ネイティブがストレスなく理解できる英語を目指す．
- 医学領域の英語は，受験英語に一工夫すればよい．

なぜ採択されないのか

　読者の中には，今まで何回か海外学会に応募しては落とされた経験をもっている方がいるかもしれない．だが，心配は無用．落とされるには理由があるのだ．落とされた理由をはっきりさせ，それを解決すれば採択される．

　まず"ネタ""しゃり""技"のうち，どこが悪いのかを分析しよう．"ネタ""しゃり"がまずければ，もう一度出直しである．今回は諦めて来年に期待しよう．といっても，ただ先延ばしにするのではない．早速，先輩や同僚の知恵を借りて，よい"ネタ"と"しゃり"を仕入れよう．日常臨床上疑問に思ったこと，あるいは日常臨床から得られる感触のようなもの，これらは大切である．そして，自分たちのグループが現在使いうる方法論としては何があるか．ないものねだりをしても仕方がない．さらに，前年度の抄録集を眺めて，今世間は何に興味をもっているか，トピックスは何かを考える．サーフィンのように，"波に乗る"ことも考えよう．前年度の抄録集をみて，自分たちが決して見劣りしない"ネタ""しゃり"をもっていれば大丈夫．何とかなる．

　残るは"技"である．論理構成はしっかりしているか，通じる英語で書かれているか．英語のレベルは低くても通じれば採択してもらえるが，論

Column
03　**Data splitting**

　皆さんはdata splittingという言葉を知っているだろうか．演題数を稼ぐために，同じような内容を何題かに分けて学会に応募することである．一流の学会では認められない．某学会ではdata splittingと判定されると全部不採用となる．目的と結論が似通っている場合に疑われる．もっとも一連の研究の場合，判定がむずかしいことがあるが，いくら投稿者がそうではないと主張しても，判断するのは査読者であって投稿者ではない．査読者の多数がそう判断してしまうと，不名誉なことになる．わが国では昔，「○○に関する研究：第5報」といったような演題がまかり通っていたが，これはよくない．data splittingですよ，と宣言しているようなものである．そういえば，国際的な学会で，"Studies on XXX: the fifth report"などという演題はあまりみたことがない．

理構成は最重要である．後述する「設計図」を用いて，しっかりした論理の流れを構築しよう．

 採択されない場合，そのままにせず，"Sushi" theory に基づいてどこが悪かったのかを分析し，次に活かそう．

まず "敵" を知る

　応募する学会の前年度の抄録集に目を通そう．自分の分野でどのような "ネタ" が並んでいるか，まずは敵情視察である．自分の "ネタ" がそれらに太刀打ちできそうかどうか，まず考えよう．回転ずしと違い，有名なすし屋に入るにはそれなりの覚悟がいる．入る前にまずお品書きをチェックする．世間ではどのような風が吹いているのかを知ることが大切だ．大文字・小文字の使い方や見出しなど，抄録のスタイルもそれに習おう．前年度の抄録集は抄録書きの "よき師" である．

 抄録を書く前に，応募しようとする学会の前年度抄録集に目を通す．

論理構成を明確に

　抄録といえどもミニ論文である．①どういう背景があり，②どういう未解決の問題があるか，③それに対してどういう工夫をしたか，④どのような結果が得られ，⑤結果からどのようなことがいえるか，を考える．論理をきちんと組み立てることが抄録書きの基本である．そのための手法がある．本書が提唱する抄録「設計図」である．

 論理の流れをしっかり把握しよう．

抄録の「設計図」をつくろう

　抄録の構成は，学会により多少異なるが，基本的にはタイトル（Title），

9

著者（Authors），背景（Background），方法（Methods），結果（Results），結論（Conclusions）で構成される．まず A4 用紙と鉛筆，消しゴムを用意する．横線を 2 本引き，3 分割する（図 2）．中段はやや大きめにする．中段をさらに縦線で 2 分割する．それぞれ，上段は Title および Background，中段左は Methods，中段右は Results，下段は Conclusions である．まず Background から Conclusions まで，日本語で topic sentence（論文における各段落の主文：トピック文）を考え，それぞれの段に鉛筆で箇条書きにする．論理構成をはっきりさせるため，各文を矢印で結び，フローチャートを作成する．字数はあまり気にせずともよい．方法と結果は

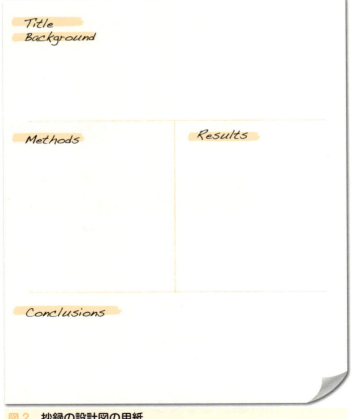

図2　抄録の設計図の用紙

A4 の紙と鉛筆で，設計図の用紙をつくる．

通常対応するので，左の方法のコラムと，その右側の結果のコラムとを対応させる．一番下に結論を書く．設計図は全体を見渡す必要があるので，コンピュータよりも昔ながらの紙と鉛筆，消しゴムを使うのがよい．ここまでの作業は締め切り直前ではなく，できるだけ早めに行っておく．締め切りの期日は何ヵ月も前からわかっているのである．図3に実際の設計図の一例をあげておいた．内容はともかく，こんなイメージでつくってみてほしい．

設計図を眺めながら，論理の流れにおかしなところはないか，論理の飛躍はないか，必要なデータはそろっているかを検討する．鉛筆と消しゴム

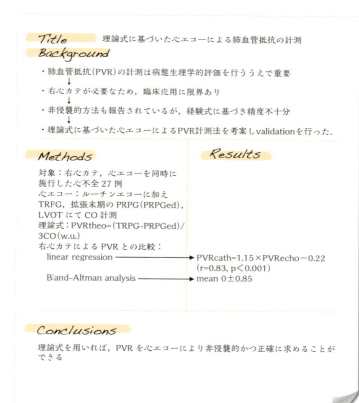

Title 理論式に基づいた心エコーによる肺血管抵抗の計測

Background

- 肺血管抵抗（PVR）の計測は病態生理学的評価を行ううえで重要
- 右心カテが必要なため，臨床応用に限界あり
- 非侵襲的方法も報告されているが，経験式に基づき精度不十分
- 理論式に基づいた心エコーによるPVR計測法を考案しvalidationを行った．

Methods

対象：右心カテ，心エコーを同時に施行した心不全27例
心エコー：ルーチンエコーに加えTRPG，拡張末期のPRPG（PRPGed），LVOTにてCO計測
理論式：PVRtheo=(TRPG−PRPGed)/3CO(w.u.)
右心カテによるPVRとの比較：
　　linear regression ⟶
　　Bland–Altman analysis ⟶

Results

PVRcath=1.15×PVRecho−0.22
(r=0.83, p<0.001)
mean 0±0.85

Conclusions

理論式を用いれば，PVRを心エコーにより非侵襲的かつ正確に求めることができる

図3　抄録の設計図の事例
紙と鉛筆，消しゴムを使って考えながら作業を進める．

で，何回も書いては消し，書いては消して考える．この一見無駄なように
みえるステップが，後で時間の節約につながる．可能であれば，年2回程
度グループ全体でプロジェクト検討会の場を設け，発表者には，この設計
図に準じたプロジェクト・サマリーシートなるものを作成してもらい，グ
ループ全員で討論し，テーマや方法論などについて共有するとよい．

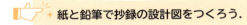　紙と鉛筆で抄録の設計図をつくろう．

Title（タイトル）の考案

　設計図の紙ができたら，まずタイトルを考える．タイトルは学会抄録の
命である．抄録の査読者は短時間で多くの抄録に目を通す．海外の学会は
国内学会とは異なり，査読者は桁違いに多くの抄録を読まなければならな
い．アメリカの某学会の査読では，分野にもよるだろうが200題ぐらいの
抄録に短期間で目を通さねばならなかった．タイトルがつまらなければま
ず真剣には読んでもらえない．タイトルの優劣で採択は半分以上決まると
考えてよい．まずタイトルで査読者の目を引くことを考えよう．誤解を恐
れずにいえば，学会抄録のタイトルは「スポーツ紙の見出し」，論文のタ
イトルは「一般紙の見出し」である．羊頭狗肉になってしまってはいけな
いが，学会抄録のタイトルは多少過激なほうがよい．名詞形よりは動詞を
用いた能動態の形式がよい．ときに疑問文の形式も使われる．抽象的・一
般的なタイトルよりは，タイトルを読めば具体的に研究内容や結論までが
わかるものがよい．サブタイトルを使って工夫しよう．"ネタ"のよさを
査読者にアピールするつもりで書こう．何が言いたいか，本文を読むまで
わからないようなタイトルでは採択されない．たとえば，次のようなタイ
トルはよくない．

A study on the treatment of acute myocardial infarction.

　急性心筋梗塞の治療に関する一研究というだけでは，そんなものは腐る
ほどあるので，読もうという気にならない．もっと具体的に何が面白いの
か，売り込む必要がある．
　それでは，次の2つはいずれがより魅力的なタイトルであろうか．

① Comparison of XXX and YYY on the outcome of patients with …
② Long-term clinical benefit of XXX: Three-year follow-up of the
　 ZZZ study.

1
英語抄録

2
英語による
口頭発表

3
話すための
英語

4
いよいよ
英語論文

5
論文を書く
ための英語

付
録

　①も決して悪い英語ではないが，②のほうはタイトルを読むだけで結論までわかり，短く簡潔で，忙しい読者に親切である．

　タイトルは最初から英語で考えたほうがよい．日本語でせっかく考えても日本語のタイトルは魅力的な英語に訳すことはむずかしく，逆に英語のタイトルはまともな日本語になりにくい．歩きながら，トイレの中でも，自分が海外の学会会場で発表している姿を想像して，タイトルのことを考えよう．頭の中で熟成されてあるときふとよいタイトルが出てくるものである．早めに考えよう．締め切り前日ではよいタイトルは思いつかない．ここでも過去の抄録集に目を通しておくことが役に立つ．

　✦ タイトルで査読者にアピールしよう．
　✦ タイトルは短く，できるだけ具体的に．
　✦ タイトルははじめから英語で考えよう．

Methods（方法）と Results（結果）

　Methods の書き方は，当然のことながら分野によってかなり異なるので，一括して述べるのはむずかしい．しからばどうすればよいか．自分の専門分野の一流の学会誌の抄録集をパラパラめくって，ネイティブの人が作成あるいはチェックした抄録集を参考にしよう．second か last author がネイティブの人であればよい．方法の共通点としては，対象［症例数，選択基準（inclusion criteria），除外基準（exclusion criteria），連続例か否か］をはっきりと記載すること．結果は図や表にまとめるのもよい．縮小されることを考え，読み取れる大きさにしよう．有意差検定を入れるのを忘れずに．図や表を入れる場合は本文とデータが重複しないように気をつける．方法と結果が対応していることも確認しよう．結果があるのに方法の記載がなかったり，方法があるのに結果がなかったりしないかに注意する．ここで，設計図の方法と結果を見開きにしておいたことが役に立つ．

✦ 方法は，同じ分野のネイティブが書いた抄録を参考にしよう．
　✦ 方法と結果が過不足なく対応しているかを確認する．

Conclusions（結論）

　結論は明快に．できるだけあいまいな表現は避ける．結論を明解に述べるために "ネタ" を支える "しゃり" は重要である．原則として結論にはデータがあり，かつ有意差があることのみを簡潔に現在形で記載する．有意差がないのに結論づけるのは御法度である．結論を英訳する際に，日本人が陥りやすい落とし穴がある．時制には注意を払おう．時制は著者の思い入れの強さを表す．それらについては次ページの「トピック文を英語に」で述べる．

 ✦ 結論はあいまいな表現を避け，有意差のあることのみを簡潔にまとめる．

Column
04　英文タイピング その ①〜正しいタイピングは大切〜

"私わきのお病院え行きました"

　読む人はどんな人がこの文を書いたと思うだろうか．小学校低学年だろうか．少なくともあまり文章を書きつけていない人が書いたと思うだろう．英語でも同様に，タイプの約束事を守らないと，英米人にはそれと似た印象を与える．ビジネスの世界では，ビジネスレターは決まったフォーマットを守って書くことは常識である．論文でも書式を守らないと，少なくとも初心者であるということが "バレて" しまう．査読者の著者への信用度は地に落ちる．投稿には著しく不利だ．気をつけよう．

　英文タイプには守るべきスタイルというものがある．うっかりミスならまだよいが，なかには規則を知らない人もいる．そういえば筆者は学校教育で英文タイプを教わった記憶がない．高校の恩師のすすめで，大学に入ってから英文タイプを独習した．当時はまだオリベッティ社（イタリア）の機械式タイプライターが全盛で，大学生協で販売していた．パソコンやワープロのキーボードのようにはミスが許されず，一発真剣勝負であったので，腱鞘炎になりそうだったが，今思えば集中力を養うにはよい訓練であったと思う．

表1 抄録チェックリスト

タイトル	具体的な研究内容が織り込まれているか.
	スタイルは学会指定どおりか.
	タイトルに略号を使用していないか.
本 文	目的が明確に示されているか.
	対象が明確に示されているか.
	方法と結果は対応しているか.
	結論を支持するのに十分なデータが示されているか.
	結論を支持するのに不要なデータが含まれていないか.
	数字は合っているか. 各群の合計は総数に一致するか.
結 論	タイトル, 目的と一致しているか.
	あいまいすぎる表現を使っていないか.
その他	スペリングチェックを行ったか.

設計図の検討

　英語化に取りかかる前に, 設計図全体をよく眺めて, 論理の流れを確認する. 目的と結論は対応しているか, 結論を論理的にサポートするのに必要な方法および結果が示されているか. 不要なデータはないか. 表1のチェックリストを参考にしてほしい.

+ 設計図ができたら, チェックリストに従って論理の流れを確認する.
+ タイトル・目的・結論がきちんと対応しているかが重要.

トピック文を英語に

　設計図が完成したら, 日本語のトピック文を英語に直す. 日本語をそのまま英語に訳そうとしてはいけない. 自分が主張したい概念(本質)をしっかり把握したうえで, それを英語で表現し直すのである. すなわち, 受験英語の文法の知識は最大限活用するが, 日本語の主語・述語や構文にこだわらずに, 日本語の意味する本質を考える. 日本語文の主語が必ずしも英語文の主語になるとは限らず, 日本語文の述語が必ずしも英語文の述語になるとは限らない. 受験英語の文法の知識は大いに役立つが, 受験英語の

15

英作文とはアプローチが異なるので気をつけよう．書くための英語である．例をあげよう．

「100 編以上の論文がこの本に掲載されている」

これは次のように訳される．

△ More than 100 papers are written in this book.
△ There are over 100 papers in this book.
○ This book contains over 100 publications.

　上記のうち，3 番目の例のように主語を入れかえて他動詞を用いて表したほうが英文らしくすっきりする．英語は本質的に主語（S），述語（V），目的語（O）の順に述べられる言語なのである．

👉 英語を書くときはできるだけ SVO のスタイルで．

　Background はその抄録が寄って立つ "土台" である．書き出しは，教科書にあるような，あるいはよい論文の Introduction の書き出しにあるような，その道の専門家ならば誰もが合意する文章にする．これを text-book sentence または general sentence という．定番の英語教科書や学会のガイドラインを手元に置いておこう．さらに関連する英文原著の PDF ファイルを手に入れよう．これらの Introduction の書き出しの文章は大変参考になる．学会抄録の場合，論文と違い字数制限が厳しいので，後で削ることになるかもしれない．しかし，とりあえず字数を気にせず書き出そう．

　Background の書き出しの例をいくつかあげる．textbook sentence とそれに続く目的とが簡潔に表現されていることを味わってほしい．いずれも 2016 年の American College of Cardiology の抄録集からの抜粋だ．

① Increased left atrial (LA) size is associated with excess burden of cardiovascular disease (CVD). We sought to determine whether LA volume (LAV) measured by cardiac magnetic resonance (CMR) is an independent predictor of incident adverse CVD events, in a community-dwelling adult cohort initially free of these events.
(J Am Coll Cardiol 2016;**67**:1562-1562. doi:10.1016/S0735-1097 (16) 31563-7)

② Approximately 1/3 of patients with symptomatic aortic stenosis have reduced left ventricular（LV）ejection fraction（EF）prior to transcatheter aortic valve replacement（TAVR）. The incidence, predictors and significance of LVEF recovery after CoreValve TAVR have not been described.
（J Am Coll Cardiol 2016;**67**: 5–5. doi:10.1016/S0735-1097（16）30006–7）

③ Peripartum cardiomyopathy（PPCM）has a variable clinical course. The aim was to test the hypothesis that global longitudinal strain（GLS）at presentation has prognostic value for left ventricular（LV）recovery and clinical outcomes.
（J Am Coll Cardiol 2016; **67**: 1288–1288. doi:10.1016/S0735-1097（16）31289–X）

 ✦ **Background は textbook sentence で始める.**

　結論（Conclusions）を英訳する際に，注意すべきことを述べる．日本人は奥ゆかしいのか，自信がないのか，あいまいな記載，「可能性が示唆された」「～と考えられた」を多用するが，これらを直訳するとおかしなことになる．日本語抄録で，「～と考えられる」は英語ではどう表現するか．

　　✕ It is suggested that A is B.
　　✕ It is considered that A is B.

　上記の文ではせっかく苦労して研究を行ったのに，誰か他人がやった研究の話をしたことになってしまう．
　また，"可能性" を "示唆" してはならない．可能性は "示す" ものである．"可能性を示唆" すると，可能性×可能性で，確率は著しく下がり，そのような抄録は採択されない．二重のあいまい表現を使ってはならない．

　　✕ These data suggest the possibility that A might be B.
　　✕ Our data suggest that A may be B.
　　✕ It can be concluded that A might be B.

　このように自信がなく，歯切れの悪い抄録は採択されない．学会抄録では日本流 "謙譲の美徳" は通用しない．歯切れのよい結論を書くためにはきちんとしたデータの裏づけが必要である．データの裏づけがあることは，

はっきりと記載すればよい．しかし，どうしても婉曲に表現したい場合には，次のような表現もある．できるだけシンプルに書く．

- ○ A may be B.
- ○ These data suggest that A is B.
- ○ These data indicate the possibility that A is B.
- ○ Our data indicate that A may be B.
- ○ We conclude that A may be B.
- ○ It is likely that A is B.
- ○ It is highly probable that A is B.
- ○ XXX may be explained by...
- ○ YYY may be attributed to...

Column 05　英文タイピング その ②〜スペースの重要性〜

英語のスペースは重要な情報源である．キーボードでもスペースキーは一番長いだろう．日本語にはスペースという概念がないため，スペースの使い方にはよく間違いがある．スペースは基本的には単語と単語との区切りを示す重要な情報である．ピリオドやコンマなどの句読点の後にもスペースが必要である．句読点の前にスペースを入れてはいけない．

- × E-mail : resident@xxxx.net　（：の前後にスペース）
- × E-mail:resident@xxxx.net　（：の前後にスペースなし）
- × E-mail :resident@xxxx.net　（：の前にスペース）
- ○ E-mail: resident@xxxx.net　（：の後にスペース）

メールアドレスの"."はドットであり，ピリオドではなく，全体が 1 つの単語なのでスペースはない．

- × blood , lung and heart　（, の前後にスペース）
- × blood ,lung and heart　（, の前にスペース）
- ○ blood, lung and heart　（, の後にスペース）

- × Fig.1　（. の後にスペースなし）
- ○ Fig. 1　（. の後にスペース）

次のような場合は 1 つの単語とみなされるので，スペースは入れない．

学位	M.D., Ph.D.
文献	Circulation 1985;24:345–350
時刻	10:50 p.m.　（PM 10 : 50 ではない．）
化学記号	$NaCl$, H_2O_2　（1 つの単語とみなされる）
比	3 : 4

数学記号と数値を並べる場合（数式）は，記号の前後にスペースが必要である．

10 + 6 = 4
a × b = ab

ただし，不等号や±の場合は 1 つの語とみなされるので，前後にスペースを入れないことが多い．P＝0.01 なども同様．

a > b
10.6 ± 3.3
P < 0.01
P = 0.01

括弧を使う場合は，括弧の外側にスペースをつける．

× Sixteen patients （ 10 men and 6 women ） were studied.
○ Sixteen patients （10 men and 6 women） were studied.

ただし，文の一部に括弧があり，括弧で終わるときは，そこにはスペースをつけない．

○ A was significantly greater than B （P < 0.001）.

これらの規則をきっちり守ると，投稿論文の印象は格段によくなる．

スペースの使い方で迷ったら，論文の書き方の本を調べるより，海外の一流紙の実際の論文にあたってみるほうが手っ取り早い．

1 英語抄録

2 英語による口頭発表

3 話すための英語

4 いよいよ英語論文

5 論文を書くための英語

付録

臨床論文ではある程度避けがたいことではあるが，may の多用には気をつけよう．繰り返す．英語論文では，断定できる場合，すなわち断定するに足る十分なデータの裏づけがあるところでは，はっきりと断定することが原則である．日本流のあいまいな表現は通用しない．すべてにわたって断定することができないような論文は，単なる憶測である．まず採用されない．

実際の American College of Cardiology の 2016 年の抄録集からタイトルと結論をいくつか抜粋しておく．英語らしい明快な表現を味わってみてほしい．

タイトル：Improved Quality of Life Scores and Exercise Capacity with Remote Pulmonary Artery Pressure Monitoring in Patients with Chronic Heart Failure
結　論：PAP monitoring based volume management leads to significant improvements in QOL and exercise capacity in outpatients with chronic heart failure.
（J Am Coll Cardiol 2016;**67**:1299–1299. doi:10.1016/S0735–1097（16）31300–6）

タイトル：Acute Procedural Success in Percutaneous Mitral Paravalvular Leak Closure is Associated with Improved Long-term Survival

結　論：Residual mitral PVL≦1+ after mitral PVL closure is associated with substantial long-term survival benefit.

（J Am Coll Cardiol 2016;**67**:23-23. doi:10.1016/S0735-1097（16）30024-9）

タイトル：Adjusting QRS Duration for Left Ventricular Dimension Improves Current Patient Selection for Cardiac Resynchronization Therapy

結　論：Baseline LVEDV varies widely in CRT candidates. Despite its association with prolonged QRS duration, high LVEDV at baseline is inversely related to acute pump function improvement. Adjusting QRS duration for LV dilatation might result in improved patient selection for CRT.

（J Am Coll Cardiol 2016;**67**:1279-1279. doi:10.1016/S0735-1097（16）31280-3）

タイトル：Decreasing Hospital Utilization of a High Risk Heart Failure Population in a Large Urban Accountable Care Organization: the Use of a Clinical Pharmacist, Serial Biomarkers, and Point of Care Ultrasound

結　論：Our results suggest that the use of a clinical pharmacist, serial BNP measurements, and POC ultrasound result in a significant decrease in hospital utilization.

（J Am Coll Cardiol 2016;**67**:1298-1298. doi:10.1016/S0735-1097（16）31299-2）

タイトル：Paradoxical Low Flow Low Gradient Severe Aortic Stenosis with Preserved Left Ventricular Ejection Fraction: Impact of Surgery Versus Medical Therapy

結　論：Patients with LF/LG represent an under-recognized high-risk group with similar prognosis to those with HG. Although these patients may benefit tremendously from AVR, they are less likely to undergo AVR when compared to HG patients.

（J Am Coll Cardiol 2016;**67**:2178-2178. doi:10.1016/S0735-1097（16）32179-9）

タイトル：Depressed Right Ventricular Longitudinal Strain is Negatively Prognostic After Adjusting for Traditional Risk Factors After Heart Transplantation

結　論：Age and RV LS assessed at 1 year follow-up were associated with the composite outcome in OHT patients after adjustment for relevant risk factors.

（J Am Coll Cardiol 2016;**67**:1583-1583. doi:10.1016/S0735-1097（16）31584-4）

　有意差のある事柄は現在形を使って，歯切れよく書くのが主流である．いかにあいまいな表現が少ないか，具体的な内容がタイトルに織り込まれ

Column
06　英文タイピング その ③〜セミコロンに注意〜

　コロンとセミコロンを混同してはいけない．この２つを取り違えると混乱する．少なくとも教養のある英米人は違和感を覚え，筆者はあまりトレーニングを積んでいない人だろうと推測する．ところが結構場数を踏んでおられる日本人の先生の原稿やプレゼンテーションにもこれらの混同が散見される．臨床でも同じだが，先輩のいうことを鵜呑みにするのは危険であることの一例だ．

　考え方としては，コロンは"イコール"，セミコロンは"アンド"と覚えておくとよい．

コロンの用法：
ある単語についての説明を行う．

✕ STEMI; ST elevation myocardial infarction.
○ STEMI: ST elevation myocardial infarction.
○ STEMI = ST elevation myocardial infarction.

あとに説明句が来ることを示す．

✕ The following drugs were used; drug A, drug B, or drug C.
○ The following drugs were used: drug A, drug B, or drug C.

セミコロンの用法：
セミコロンはカンマよりも強く，ピリオドより弱い区切りを表す．"and"と言い換えても意味が通じるかを確かめるとよい．

○ MAP indicates mean arterial blood pressure; systolic, systolic blood pressure; and diastolic, diastolic blood pressure.
○ Patients were excluded if they had any of the following: a history of myocardial infarction; atrial fibrillation; angina pectoris; and severe lung, renal, or hepatic disease.

ているか，そしてタイトルと結論がきちんと対応しているか，おわかりいただけただろうか．

+ 二重のあいまい表現は使わない．
+ 形式主語は避ける．
+ 結論は有意差のあることのみを簡潔に書く．

字数の調節

　まず，方法で省けるところは簡略化する．次に結論を述べるのに不必要な結果はないかをみる．不要な結果を削る．方法と結果を1つにまとめて記載する方法もある．さらに背景を簡略化する．どうしても字数が許されなければ背景はばっさり切り捨てて目的から始める．"To investigate ..." など．
　下記に示すような冗長な表現は避ける．

✕ It is well known that A is B.
✕ It has been reported that A is B.
✕ It is suggested that A is B.

次のようにすればよい．

◯ A is B.
◯ A has been reported to be B.

Column
07　英文タイピング その ④ 〜数値の範囲の示し方〜

　英文で，数値の範囲を示すには半角である en dash（ハイフンより長い）を使う．

✕ 20-30 mg
✕ 20〜30 mg
◯ 20–30 mg
◯ 20 to 30 mg

　半角の en dash を入力するには，半角でハイフンを入力し，あとでフォントを symbol に変更すればよい．

要するに情報を圧縮し，不要なレトリック（贅肉）を省く．この手のテクニックはいろいろな英語論文の書き方の書籍に詳しい．余裕のあるときに勉強しておこう．どうしても自分で短くできないときは，削る前の文章をみてもらおう．

 形式主語など，冗長なレトリックを省く．

添削の依頼

指導者に英文抄録の添削を依頼する場合，まず設計図の書式を指導者と共有しておき，設計図，すなわち日本語のトピック文のフローチャートとともに提出しよう．限られた字数の英文抄録のみでは質問しながらでないと，まともには直せない．逆にいうと，出来上がった（と思っている）英文抄録だけを読んで簡単に直せるような抄録であれば，あまり直す必要もないのだ．設計図を使わない指導者の場合はどうするか．添削の効率は劣るが，同じ内容を国内学会用に長めの日本語抄録にしたものがあれば，それを添付するとよい．“長めの”日本語抄録というところがミソである．日本語は高文脈型言語であるのに比し，英語は低文脈型言語である．つまり日本語は言語外の意味を多く含むので，詳しい情報がなければ英語に直せない（☞p77）．

添削者が内容を誤解したまま直してしまうこともあるので，1回のみの添削では危険である．何回か往復したほうがよい．つまり抄録締め切り間際ではダメなのだ．添削者は締め切り直前には複数の人から同時に添削を依頼される．締め切り間際ではきちんとみてもらえないと思ってよい．時間の余裕をもって添削を依頼し，返ってこなければ礼儀正しく催促しよう．催促して気を悪くするような添削者なら頼まないほうがよい．ただし，早めに提出していることが前提だ．締め切りはあらかじめわかっているのだから，少なくとも抄録締め切りの1週間前には添削者に提出するようにしよう．

 添削の依頼は早めに！
指導者に添削を依頼する場合，日本語の設計図（または詳しい日本語抄録）を添える．

Column

08　略号の使い方

　略号とは関係者だけにしか伝わらない，いわば隠語である．門外漢にはストレスを与えるし，誤解される．キーワードであることが多いので，略号の意味するところを聞き逃すと，あとでいくら発表を聞いても何のことだかわからない．その時間はすべて無駄になってしまう．身内のカンファレンスなどで使う分にはよいが，学会発表や論文ではできるだけ略号は使わないのが原則である．もちろん限られた専門家だけの集まりであれば話は別であるが，そもそも論文の目的は，広く新知見を知らしめることであったはずである．聞く人，読む人の立場になって考えよう．

　略語は原則としてタイトルでは使用しない．本文中で使用し，はじめて登場したところではフルスペリングで記載し，その後括弧の中に略号を入れ，説明する．

Acute increases in vascular shear stress potently stimulate release of endothelium-derived nitric oxide（NO）in intact animals, isolated vessels, and in cultured cells. In addition to this acute effect, chronic exposure of vessels to increased chear stress in intact animals increases the release of bioassayable endothelium-derived relaxing factors, even after the vessels have been removed from the high-shear environment. Exercise training in dogs enhances endothelium-dependent vasodilation and expression of the endothelial NO synthese（ecNOS）mRNA.

（Uematsu M et al, Am J Physiol 1995;**269**:C1371-1378）

　あまり略語が多いと査読者の受ける印象はよくない．フルペーパーでは少なくとも本文中に 5 回以上登場する単語に限ろう．雑誌によっては略号の数を 4 つか 5 つ程度に制限しているものもある．要は読者に対する思いやりだ．略号の多い発表は，聴衆を煙に巻くのにはよいかもしれないが，独善的な発表が多いと感じるのは筆者だけだろうか．外国でこれをやると，あまり正式な発表のトレーニングを受けていないと判断される．

　一方，説明不要で用いてもよい略語もある．DNA など，MeSH term（☞Column 1，p4）に出てくる略語はそのまま説明なしで使ってよい．mg や mL などの単位も使ってよい．また秒，分，時間などについては /s, /min, /h などと使うことは許される．

例 題

図 3 に示した設計図に対応して作成した抄録をお示ししよう．設計図と対比してみてほしい．この程度の英文を書けば，内容さえよければ十分に採択される可能性がある．英語は完璧である必要はない．要は内容が伴っていれば，英語が達者な専門家がストレスなく読んで理解できる英文，誤解されない英文であればよい．そう考えれば気が楽になるだろう．

Title：A Novel Echocardiographic Approach to the Accurate Measurement of Pulmonary Vascular Resistance Using a Theoretical Formula in Patients with Left Heart Failure

Background：Although pulmonary vascular resistance (PVR) is an important pathophysiologic parameter, its utility has been limited by the invasiveness of measurement by right heart catheterization (PVR_{cath}), which is the current gold standard. Several noninvasive methods have been proposed, but they remain empirical, lacking sufficient accuracy.

We propose a new echocardiographic measurement of PVR using a theoretical formula (PVR_{theo}).

Methods：Echocardiographic examination was simultaneously performed in 27 patients who underwent right heart catheterization. We measured the peak tricuspid regurgitation pressure gradient (TR-PG), pulmonary regurgitation pressure gradient at end-diastole ($PR-PG_{ed}$), and cardiac output (CO) from the time-velocity integral at the LV outflow tract (TVI_{LVOT}). PVR_{echo} was calculated as ($TR-PG-PR-PG_{ed}$)/3CO in Woods units. The results were compared with PVR_{cath} using linear regression and Bland-Altman analysis.

Results：PVR_{echo} correlated well with PVR_{cath} ($r=0.835$, $P<0.01$). Bland-Altman analysis showed satisfactory limits of agreement (mean 0 ± 0.85)

Conclusions：The new echocardiographic measurement using a theoretical formula is a noninvasive and accurate assessment of PVR.

 英文は完璧である必要はなく，英米人がストレスなく読んで理解できる英文であればよい．

チェックリスト

　応募する前に，表1に示すチェックリストを使ってもう一度見直そう（☞p15）．最後にスペリングチェックを行うことも忘れずに．スペリングチェッカーは有用だが，万能ではない．「正しい」つづりの別の単語に置き換わってしまっていることもあるので，きちんと読み直そう．"unit"（単位）がすべて"unite"（結合させる）に変換されてしまっていた抄録をみたことがある．

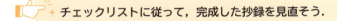 チェックリストに従って，完成した抄録を見直そう．

まとめ

　採択される抄録とは何か．
① 新しくかつ臨床的意義のあるテーマであること．
② タイトルと結論が明解であること．
③ 結論をサポートするデータが示されていること．
　この3点に尽きる．査読者はまずタイトルで引き寄せられ，次に結論をみる．次いで結論をサポートするデータがあるかをみる．したがって，タイトルを魅力的にし，結論を明解にし，結論を支える必要十分なデータを簡潔に記載することができれば，海外行きは近い．

Column
09　　**海外への投稿では全角文字に注意**

　最近はオンライン投稿も増えてきた．全角文字を使うと，OSや使用言語の異なるコンピュータでは文字化けすることがある．特に数学記号や記号を使う場合には正しく表示されているか確認しよう．単位のμやα，βを使う場合も，できれば全角文字は使わず，半角のsymbol（フォント名）を使うとよい．印刷物として送る場合には全角文字を使ってもよいが，印刷の場合でも，①，②，③は日本独特の文字なので避けよう．奇異に映る．半角文字でも，半角カナは避けよう．制御コードとして解釈されてしまうことがある．

　習慣の違いといえば，日本人にとっては，○はよく，×はよくない．ところが，海外向けの電気製品の電源スイッチは，○はオフで，－がオンである．筆者などは典型的日本人なので，何か違和感を思え，本当に消えているのか確かめる羽目になる．またチェックリストを渡され，Yes の意味でチェックをいれる場合，日本人は○をつけたくなるが，英語圏ではチェックの意味で×を書き入れる．これにも結構カルチャーショックを受けた．逆に○をつけられた外国人もちょっと悩むのだろう．小学校の頃から○をもらうこと（最近では花マルがよいらしいが）を美徳としてパブロフ反射が形成されてきた日本人にとっては，なかなか適応しがたいことではある．エアバス社とボーイング社の間でも，飛行機の操縦席のトグルスイッチのオンとオフの向きが逆であるといった話も聞く．わが国だけの問題ではなさそうだ．何事も思い込みは危険だということだろう．

1
英語抄録

2
英語による
口頭発表

3
話すための
英語

4
いよいよ
英語論文

5
論文を書く
ための英語

付
録

第 2 章
英語による口頭発表「虎の巻」

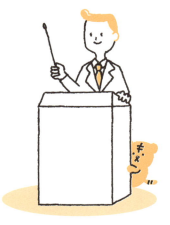

❖　はじめに

喜びと不安

　苦労してテーマを選び，データを集め，英文抄録を書き，そして幸運にも口頭発表演題に採択された．喜びもひとしおである．しかし，英語での発表だ．不安が頭を掠める．自分の英語が相手に通じるだろうか．質疑応答を上手く乗り切れるだろうか．

　心配無用．最初は誰でもそう感じるものである．今では百戦錬磨の先生でも，はじめての海外での口演発表の前には，緊張のあまり嘔吐しそうになった人もいた．筆者自身も偉そうなことはいえない．今でも発表前には心拍数が上がり，β遮断薬がほしくなる．

　かっこよく決めようとするから緊張する．かっこよければそれに越したことはないが，学会発表は聴衆のために有益な情報を提供するためにある．本来の目的を思い出そう．あなたは自分でデータを集め，抄録をつくった人である．学会の査読者に選ばれた人である．口頭発表に選ばれたということは，抄録の段階で，英米人の多くのフェローを打ち負かしたのである．

Column
11　黄金律

　"人からしてほしいと思うことを人々にせよ"
　やや説教じみるが，これを黄金律（golden rule）という．医師としての基本姿勢でもある．発表，論文にもこれはあてはまる．発表，論文の本来の目的は，多くの専門家の人たちが知りたいと思うような新しい情報を，わかりやすく提供することである．高い評価や名誉は，その結果としてついてくる．実際，純粋な学問的好奇心から出発した論文は書きやすいし通りやすい．学会発表の場合は，まず自分が聞く人の身になって，わかりやすいプレゼンテーション・ファイル，読み原稿を作成する．論文の場合は，まず自分がエディターや査読者，読者の身になって，できるだけシンプルで読みやすくわかりやすい原稿を心がける．乏しい内容をむずかしく飾り立てようとしてはならない．あまり関係のない論文をたくさん引用してよく知っているだろうと自慢するのもダメだ．よい論文は短く，簡潔である．聞いてもらう人，読んでもらう人のためなのだから，データの捏造などもってのほかだ．意外にも臨床と論文作成には共通点が多い．段取りよく，思いやりをもって，誠実に．

英米人にとっては母国語での発表であるし、堂々としているように見受けられるが、実は彼らもかなり緊張している。アメリカ心臓病学会のポスター会場でモデレーターを仰せつかった際、発表するアメリカ人のフェローに近づいてみると極度に緊張しているのがわかった。発表時の緊張は人種や母国語の違いによらず世界共通である。英語が母国語でなくても自信をもってよい。これから述べるコツさえ飲み込めば、必ずよい発表ができる。

 抄録が選ばれたのだから、発表には自信をもってよい。

早めに準備を

慣れないうちは発表の準備ははかどらない。そのうち緊急患者がやってくる。受け持ちになる。病態が急変する。どんどん時間がなくなる。早めに準備に取りかかろう。特に英語の口頭発表は、スライド作成、読み原稿の執筆、口頭発表の練習、そして原稿修正と、慣れないうちは時間がかかる。早めに取りかかろう。

 早めに発表準備に取りかかろう。

準備の進め方

自信をもってよいといったが、口頭発表をなめてはいけない。用意は周到に行おう。①抄録のストーリー確認→②データ確認→③典型例の写真などの材料集め→④プレゼンテーション・ファイル作成→⑤読み原稿作成→⑥読み練習→⑦プレゼンテーション・ファイル、読み原稿の修正→⑧読み練習→⑨発表予行→⑩再修正→⑪発表練習→⑫予想質問、回答練習→そしていよいよ⑬本番となる（表2）。

プレゼンテーション・ファイルの作成は、自分の能力と忙しさを勘案してこれらの過程にかかる時間を逆算し、できるだけ早めに取りかかろう。本番が1週間前に行われるつもりになって準備する。もし生まれてはじめての英語口頭発表なら、発表の1ヵ月ぐらい前に読み原稿を完成させ、1ヵ月間声を出して読み込むぐらいの余裕をもっておこう。

手順に従って準備しよう.
　読み原稿をつくり，声に出して読み込もう.

表2　口頭発表の準備手順

	（スケジュールの一例）
1.　抄録のストーリーの確認	（採択通知後速やかに*）
↓	
2.　データ確認	（採録確認後速やかに*）
↓	
3.　典型例の写真などの材料集め	（採録確認後速やかに*）
↓	
4.　プレゼンテーション・ファイル作成	（35日前）
↓	
5.　読み原稿作成	（28日前）
↓	
6.　読み練習	（28～24日前）
↓	
7.　プレゼンテーション・ファイル，読み原稿修正	（28～24日前）
↓	
8.　読み練習	（24～11日前）
↓	
9.　発表予行	（10日前）
↓	
10.　再修正	（9日前）
↓	
11.　発表練習	（8～1日前）
↓	
12.　予想質問，回答練習	（8～1日前）
↓	
13.　本番	

表にあげた実行期限はあくまでも目安である．自分の能力と忙しさを勘案し，これらの作業にかかる時間を逆算して，早めに取りかかること．本番が実際より1週間前に行われるつもりで．はじめての英語口頭発表の場合は1ヵ月ぐらい余裕をみておくこと.
*データや典型例の追加が必要かもしれない.

発表の基本を確認する

　発表の基本は，英語も日本語も変わらない．要は伝えたい内容をしっかり把握し，できるだけシンプルにわかりやすくプレゼンテーションすることである．すでに日本語での口頭発表は幾度となく経験しているはずである．まず日本語の学会発表のときに，練習会で先輩や同僚に指摘されたことを思い起こそう．

 発表内容をしっかり把握し，できるだけわかりやすく．

何が言いたいのかを明確に

　まず自分自身，何が言いたいのかをはっきりさせる．これは抄録書きの段階，設計図をつくった段階ですでにはっきりさせているはずである．何度もいうようだが，今一度論理の組み立てを明解にし，論理の流れに矛盾がないか確認する．聞き手に有益な情報を与えることが発表の本来の目的である．どのような有益な情報を与えるのかをはっきりさせる．採択された自分の抄録をしっかり読み直し，どこがよかったから採択されたのかを考え，そのよい点を売り込むのである．

　症例提示を行う場合，データをまとめてから最後に症例を提示する人が増えてきたが，抽象化するという臨床研究の論理の流れとは逆で，筆者は違和感を覚える．レビュー講演ではない一般演題では，典型例→全体データ提示→総括の順番がまとまりがよい．まず具体的な典型例を提示し，臨場感をもたせて聴衆を惹きつけてから一般論にもっていくのが定番である．

　発表内容は採択された抄録から大きく逸脱してはいけない．あなたが書いた抄録を読んでわざわざ聞きに来てくれる人がいる．原著論文の発表は，抄録に沿って忠実に発表しよう．ここが招待講演と違うところである．若干肉づけするぐらいは構わないが，抄録内容，特に目的と結論を変えてしまってはいけない．日本の学会で，発表の冒頭に"本発表は抄録内容と異なることをあらかじめお断りします"といったことを悪びれもなくいう人がいるが，これは言語道断，破廉恥で，お断りして済む問題ではない．嘘

33

をついて学会に採択されたことになる．"私は無責任にも見込みでいい加減な抄録を書いたので，結果が変わってしまいました"といっているのである．

　目的と結論とが解離しないようにする．そして結論の根拠となるデータがある．当たり前だが，これができていない発表を散見する．

　その他にもいろいろ一般的な発表の注意はあるが，日本語での発表ではすでに場数を踏んでいるはずなので，ここでは省略する．繰り返すが，英語だろうが日本語だろうが基本は変わらない．

+ まず何が言いたいかをはっきりさせる．
+ 典型例を示してから一般論にもっていく．
+ 抄録の内容から大きく逸脱してはいけない．
+ 目的と結論が対応しており，結論を支えるデータがあることを確認する．

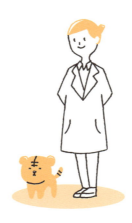

🐾 プレゼンテーション・ファイルの作成

材料集め

　プレゼンテーション・ファイル作成に先立って，まず典型例の病歴，臨床検査データ，画像などを集める．さらにエクセルなどの計測データを確認し，統計処理を行い，グラフを作成しておく．

プレゼンテーション・ファイルはシンプルに

　日本語と同様，できるだけ文字の数は減らす．イラスト，シェーマを多用する．理想的には文字は1つの画面につき7行，多くても10行までにする．行数の多い細かな表は避け，グラフを用いる．

　プレゼンテーション・ファイルの枚数があまり多すぎるのは，聴衆がフォローしづらくなるので感心しない．1枚につき1分弱かけて説明するつもりで，一般演題では10枚前後に押さえるのがよい．文字が多く，ややビジーなスライド例であるが，プレゼンテーション・ファイルの1例を図4（①〜⑭）に示す．英語があまり得意でない初心者にとっては，情報をしっかり伝達するという意味では文字スライドも悪くはない．

　注意したいことは，われわれ日本人は英語だと思っているが英語ではな

Column 12　ヒアリングができない？

　英語が上手く聞き取れないという意味で，"ヒアリング"ができないという言い方があるが，"I have difficulty in hearing"というと，相手はちょっと戸惑った後，気の毒そうな顔をして，"Oh, that's too bad. I know a good ear doctor. Would you like to see him?"というかもしれない．"hearing"は"聴力"の意味で，聞き取る能力のことは"listening comprehension"という．もっとも，こんなむずかしい単語はあまり使わない．"I can't understand English when people speak too fast"とでもいうべき状況である．英語が聞き取れないことを伝えるときには注意しよう．和製英語は罪深い．

---

①

A Novel Echocardiographic Approach to the Accurate Measurement of Pulmonary Vascular Resistance Using a Theoretical Formula in Patients with Left Heart Failure

Takashi Kanda, Masashi Fujita, Osamu Iida,
Masaharu Masuda, Shin Okamoto, Takayuki Ishihara,
Kiyonori Nanto, Tatsuya Shiraki, Masaaki Uematsu

Kansai Rosai Hospital Cardiovascular Center
Amagasaki, Hyogo, Japan

②

Background

- Although pulmonary vascular resistance (PVR) is an important pathophysiologic parameter in patients with heart failure, as well as in those with pulmonary hypertension, its utility has been limited by the invasiveness of right heart catheterization required for measurement (PVR_{cath}).
- Several noninvasive methods have been proposed to estimate PVR, but they remain empirical, lacking sufficient accuracy.

③

Objectives

- Propose a new echocardiographic measurement of PVR based on a theoretical formula (PVR_{theo}).
- Compare the accuracy of noninvasive techniques of measurement of PVR in patients with heart failure.

④

Methods

■ **Study Design**
A single-center, retrospective analysis.

■ **Subjects**
27 consecutive patients with heart failure who underwent right heart catheterization within 6 hours of echocardiography.

⑤

Methods

■ **Right Heart Catheterization**
  - A thermodilution catheter (Goodman, Tokyo, Japan) with jugular venous access.
  - PVR = (MPAP − PCWP)/CO
■ **Transthoracic Echocardiography**
  - Comprehensive 2D echocardiography, including the peak tricuspid regurgitation pressure gradient (TRPG).
  - Cardiac output (CO) measured from the time–velocity integral in the LV outflow tract (TVI_{LVOT}).
  - Pulmonary regurgitation pressure gradient at end-diastole ($PRPG_{ed}$) measured by continuous-wave Doppler technique.

⑥

Measurement of $PRPG_{ed}$

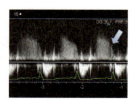

図4　プレゼンテーション・ファイルの一例（①〜⑥）

⑦ Theoretical Formula for PVR

$$PVR_{theo} = (TRPG - PRPG_{ed}) / 3CO$$

$$\because PVR = (MPAP - PCWP) / CO$$
$$= \{[PADP + (PASP - PADP) / 3] - (PRPG_{ed} + CVP)\} / CO$$
$$= \{[PRPG_{ed} + CVP + (TRPG + CVP - PRPG_{ed} - CVP) / 3] - (PRPG_{ed} + CVP)\} / CO$$
$$= (TRPG - PRPG_{ed}) / 3CO$$

$MPAP = PADP + (PASP - PADP) / 3$
$PCWP = PADP + PRPG_{ed} + CVP$
$PASP = TRPG + CVP$

Pressure gradients were calculated from Doppler-derived regurgitation velocities (PG=4v2).

⑧ Methods

- **Earlier Empirical Methods for PVR**
- Abbas et al. (PVR_{Abbas}) → (TRV/TVI)x10+0.16
- Kouzu et al. (PVR_{Kouzu}) → [(TRPG/TVI)x118+187]/80
- Haddad et al. (PVR_{Haddad}) → [SPAP/(HRxTVI)x190.71+1.97]xBSA
- Scapellato et al. ($PVR_{Scapellato}$) - → 0.156+1.154x(PEP/AcT)/TT

⑨ Results

- **Patient Characteristics**

Characteristics	Results
Age (years)	65±12
Male	12 (55)
Height (cm)	161±11
Body weight (kg)	63±18
NYHA class	
I	1 (5)
II	14 (64)
III	6 (27)
IV	1 (5)
Heart rate (beats/min)	68±14
Atrial fibrillation	6 (27)
BNP (pg/ml)	367±280

⑩ Results

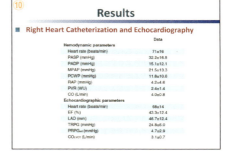

- **Right Heart Catheterization and Echocardiography**

	Data
Hemodynamic parameters	
Heart rate (beats/min)	71±16
PASP (mmHg)	32.2±16.8
PADP (mmHg)	15.1±12.1
MPAP (mmHg)	21.5±13.3
PCWP (mmHg)	11.8±10.6
RAP (mmHg)	4.2±4.6
PVR (WU)	2.4±1.4
CO (L/min)	4.0±0.8
Echocardiographic parameters	
Heart rate (beats/min)	68±14
EF (%)	43.3±12.4
LAD (mm)	46.7±12.4
TRPG (mmHg)	24.8±6.0
$PRPG_{ed}$ (mmHg)	4.7±2.9
CO_{LVOT} (L/min)	3.1±0.7

⑪ Correlations between PVR_cath and Non-invasive PVRs

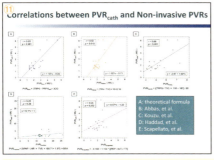

A: theoretical formula
B: Abbas, et al.
C: Kouzu, et al.
D: Haddad, et al.
E: Scapellato, et al.

⑫ Bland-Altman Analysis of and Non-invasive PVRs

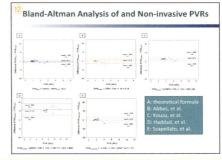

A: theoretical formula
B: Abbas, et al.
C: Kouzu, et al.
D: Haddad, et al.
E: Scapellato, et al.

図4 プレゼンテーション・ファイルの一例（⑦〜⑫）

⑬
Summary

- PVR$_{theo}$ significantly correlated with PVR$_{cath}$ (r=0.83, P<0.001) with the regression line close to y=x in this cohort of patients with heart failure.
- Bland-Altman analysis showed a homogeneous distribution with a mean difference of -0.1±1.6 Woods units.
- PVR$_{theo}$ was accurate compared with previous noninvasive methods of measurement.

⑭
Conclusion

The new echocardiographic measurement using a theoretical formula is a noninvasive and accurate assessment of PVR in patients with left heart failure.

図4　プレゼンテーション・ファイルの一例（⑬〜⑭）

い和製英語を使用しないことである．和英辞典の訳語は鵜呑みにしないこと（☞p134）．残念ながら英和辞典（歴史のある欧米の英英辞典をベースにしたものが多く，さまざまな人の知恵が詰まっている）に比べると和英辞典（英語を母国語としない人による書き下ろしで歴史が浅い）の質はそれほど高くない（和英辞典の編者の方々，お許しを）．一部を除いて，あまり世界に情報を発信してこなかったツケである．使い慣れない単語の場合は，和英辞典のみに頼らず，必ず同じ分野の英語論文や英米人の書いた抄録を参照し，英語の用法，特に専門用語の用法について確認する．少なくとも和英辞典を使って得られた訳語は英和辞典，できれば英英辞典で例文を確認してから使うのが原則である．昔はとてもこんな手間をかけていられなかったが，今では電子辞書のジャンプ機能を使えば一瞬にして可能である．そしてインターネット上にPubMedがある．ありがたいことある．電子辞書やインターネットを大いに活用しよう．和製英語や英語の用法のチェックには，インターネットがきわめて有用だ．引用符""で囲んでGoogleで検索し，英米のサイトが数多くヒットすれば英語として使ってよい．逆に日本や英米以外のサイトしかヒットしなければ，和製英語であると判断できる．

- プレゼンテーション・ファイルはシンプルに．
- スライドは1分あたり1枚を原則とし，丁寧に説明する．
- 和製英語のチェックには，インターネット検索が有用．

Background（背景）

　背景は研究が寄って立つところの土台であり，重要である．背景が間違っていれば，その研究は全否定されてしまう．論文発表の背景としての Background は単数形であることに注意．背景のスライドは7〜10行以内で文章を書くのがもっとも安易な方法である（図4-②）．しかしこれではあまり複雑な背景は入りきらないし，印象づけることはむずかしい．できるだけ文章を使わずにイラストやシェーマを使いたい．有名な総説，教科書，論文の図，大学のインターネットサイトなどにみられるカラーのイラストなどを材料として取り込み，文字や矢印を追加してわかりやすく工夫しよう．ただし図やイラストの出典は必ず明示する．出所によっては転載の許諾を得る必要がある．転載の許諾を得る手間を考えると，初級者にとっては最低限の理解を得るために文字スライドを用いるのも悪くはない．箇条書きとし，引用文献を入れると，わかりやすく信頼性が高まる．

 背景はシンプルに，イラストまたは箇条書きで．

Column
13　通じない和製英語

　普段カタカナ語としてよく使い，英語だと思いがちだが，実は英語ではなかったり，意味が異なったりする単語をいくつか紹介しておこう．

カタカナ語	英語
ピンセット	a pair of forceps
メス	a scalpel
ガスボンベ	a gas cylinder（bomb ではガス爆弾になってしまう．酸素ボンベは an oxygen cylinder.）
カリウム	potassium
ナトリウム	sodium
カルテ	a medical record
シール	a sticker
シャーレ	a dish
ノギス	a pair of calipers, a micrometer
ギプス	plaster, a cast, a plaster cast
パイプカット	vasectomy

カタカナ語	英語
ホームドクター	a family doctor
（駅の）ホーム	a platform
ホームページ	a web page（英語の home page は web page のなかのトップページを指す）
モルモット	a guinea pig
ヨード	iodine
コメディカル	a health professional, a paramedic（comedic では，喜劇的な，おかしな，という意味になってしまう.）
ゾンデ	a probe
ゴールデン・スタンダード	a gold standard

　a gold standard は本来金本位制という意味であり，転じて標準的な治療法や診断法にも使われる．しかし a golden standard というと，金色をしているが本当は金ではない，まがいものの基準という変なことになり，英米人には奇異に響くようだ．ゴールデンタイムも和製英語で，正しくは prime time である．

　このようなトラブルを避けるためには，本来ならば英和辞書や英英辞書に載っていることを確認すべきである．しかし最新の専門用語は『リーダーズ英和辞典』（研究社）や英英辞書にも掲載されていないことがある．辞書を調べる労力もいる．そこで登場するのがインターネットの検索エンジンである．Google で単語を検索すればよい．ヒット数が多く，そして英米のサイトが多くヒットすれば，使われている英語である．フレーズの場合は引用符 "" で囲んで検索すればよい．"heart failure with preserved ejection fraction" など．

Column
14　アニメーションはほどほどに

　コンピュータ・プレゼンテーションが当たり前になってきたが，最近ちょっと気になるのが，不必要と思われるアニメーションの多用である．はじめから全体が表示されているほうがわかりやすいような内容でも，アニメーションを使って一つ一つ項目が順番に出てくることがある．かえってわかりにくい．アニメーションはここ一番，注目してほしいというときのためにとっておくべきだろう．ただし，アニメーションを上手く使ってポインタで指さなくてもよい工夫をするのはよいことだ．要はわかりやすさである．アニメーションの使いすぎに気をつけよう．

Objective(s)（目的）

目的もシンプルに，わかりやすく．数行で書く（図 4-③）．基本的には抄録集に書いた To … 以下の文章を用いる．結論と対応していることを確認のこと．文章の場合，主節は過去形，従属節は現在形を使う．

The aim of this study was to investigate whether A is B.

 目的は，抄録のとおりに．

Methods（方法）

長い文章ではなく，箇条書きとする（図 4-④〜⑧）．できれば写真，イラスト，流れ図などを使うとよい．専門用語は欧米人の書いた論文や抄録集で確認しよう．口演発表のスライドで群分けを表現する場合には，"Group A" "Group B" などの表現は避けたほうがよい．一度説明を聞き逃すとわからなくなってしまうためである．グループ名は "CONTROL" "STENOSIS" などとして，スクリーンをみただけでグループの定義がわかるような表現法がよい．

方法は，シェーマなどを使いわかりやすく．
グループ名はわかりやすく．

Results（結果）

方法に対応させる．画像やグラフを用いて視覚的に提示する（図 4-⑨〜⑫）．論文ではないので，細かな表は避ける．スライドで細かな表を出しても，ほとんどみてもらえない．結果のサマリースライドを入れるのもよい（図 4-⑬）．もっとも主張したい結果は，表よりもグラフで表現すること．

+ 結果はできるだけ画像やグラフを用い，視覚的に訴える.
+ もっとも主張したい結果は，グラフで示す.

Conclusion(s)（結論）

　わかりやすく簡潔に. 基本的には抄録集に書いた文章を用いる（図 4-⑭）. 繰り返しになるが，有意差のないことを結論にしてはならない. 時制は原則として現在形を使う. 日本語の発表では「可能性が示唆された」という結論をよく聞くが，これをそのまま英語にしてはならない. 英語では二重のあいまい表現は許されない. 結論に過去形を使う場合もあるが，「本研究に限ってはこういう結果になったが，本当は違うかもしれない」という限定的なニュアンスになるので注意が必要だ. 統計的な裏づけがあれば，現在形で言い切ってよい.

+ 結論は有意差のあることのみを簡潔に記載.
+ 二重のあいまい表現は許されない.

Column
15　有効数字と標準誤差

　データの記載にあたっては有効数字に気をつけよう. たとえば百分率は基本的に整数で表す. 32.8%などといった小数点以下の数字にはまず意味がない. そこまで言いたいのなら千分率を使うべきである. 百分率はそれぞれの小数点 1 位を四捨五入し，もっとも大きな群を調節して合計を 100 とする. といっても，0.1%を四捨五入して 0 にしてしまってはいけない. 0.1 は有効数字 1 桁なのだ. 年齢も 50.3 歳などと，小数点以下をつけてもあまり意味がない. 要は，意味のないデータをいたずらに詳細に述べてはいけないということだ. 抄読会で一流誌を読むときに，数字の表現の仕方に気をつけて読もう.

　また，グラフなどで標準偏差（standard deviation: SD）ではなく平均値の標準誤差（standard error: SE）を表示している発表があるが，これは好ましくない. これでは平均値の誤差を表示しているのみで，実際のデータの分布を表さない. 1 点ずつプロットするか，SD を表示すべきである. 気をつけよう.

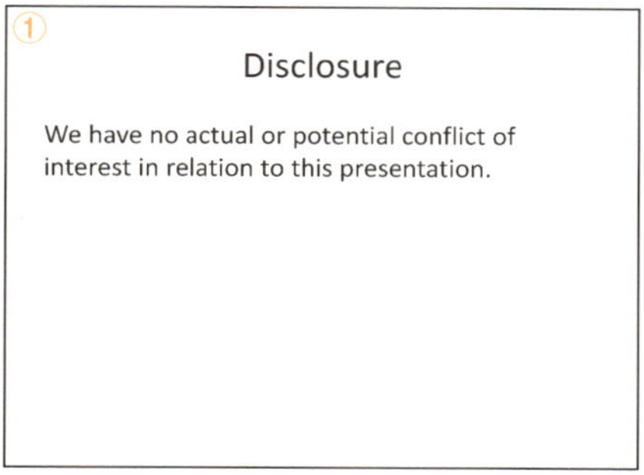

①

Disclosure

We have no actual or potential conflict of interest in relation to this presentation.

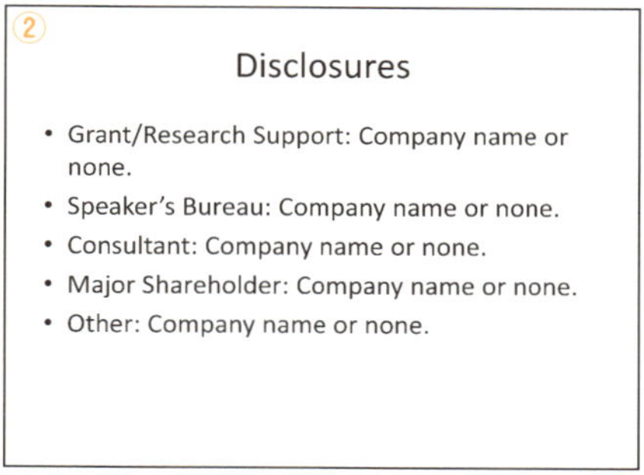

②

Disclosures

- Grant/Research Support: Company name or none.
- Speaker's Bureau: Company name or none.
- Consultant: Company name or none.
- Major Shareholder: Company name or none.
- Other: Company name or none.

図5 COI がない場合（①）とある場合（②）のスライド例

Conflict of interest（COI，利益相反）の開示

　最近では，発表に際して COI の開示を求める学会がほとんどである．学会の指定する形式に従って，COI を開示する．学術集会の Web 上に，COI についての規定や開示のためのサンプルスライドが用意されていることが多い．通常はタイトルの次に COI のスライドを入れる．COI がない場合，ある場合に提示するスライドの例をあげておく（**図5**）．COI の詳細については，第4章を参照されたい（☞p125）.

　プレゼンテーション・ファイルができたら，コンピュータ画面上で自分でチェックするのはもちろんのこと，プロジェクタで投影して複数の人の目でみてもらおう．必ず間違いがみつかるものである．

🐾 読み原稿

必ず読み原稿をつくろう

　プレゼンテーション・ファイルができれば，次は読み原稿である．どんなに英語に自信があっても，かなりベテランになって原稿を持たずにプレゼンテーションする場合でも，一般演題の場合，一度は読み原稿をつくろう．特別講演とは異なり，一般演題では時間の制限が厳しい．短い時間内で十分な情報を伝えるには，あらかじめ読み原稿をつくって時間を計り，無駄を省いておく必要がある．もしかっこよく原稿なしで発表したければ，一度読み原稿をつくったうえで時間を合わせ，何度も練習しよう．しかし，学会発表は弁論大会ではないので原稿なしでやることにこだわる必要はない．

　アリストテレスの雄弁術によれば，弁論にはエトス（倫理性），パトス（感情・情熱），ロゴス（論理性）の3つの要素が必要である．ただし学会は営業や企画のプレゼンテーションとは異なり，ロゴス（論理性）がもっとも優先される．読み原稿を作成することによって論理性を担保しよう．アメリカ大統領でもプロンプター[注]を使って原稿を読んでいるではないか．暗記する労力を他のもっと有意義なことに使えばよい．

- 原稿を読むことは必ずしも悪いことではない．
- 原稿を読まずに発表する場合でも，必ず読み原稿をつくり，時間を守ろう．

文章は短く，シンプルに

　関係代名詞はあまり多用せず，文章は短くする．接続詞も，日本語と異なり，逆説の場合を除きあまり多用しない．たとえば，日本人は"therefore"が大好きであるが，前後にかなり厳密な因果関係がある場合を除き，用いないほうがよい．

[注]　プロンプター：演者にせりふを表示する透明の表示板で，観客からは表示はみえない．観客とアイコンタクトをとりながら，あたかも原稿なしで話しているようにみせることができる．このような装置が発明されるほど，アイコンタクトは重要なのである．

ポスターパネルのレイアウト

　最近, ポスターによる発表が増えてきた. 一発勝負の口演発表と違い, ポスター発表は一定の時間質疑応答を行うので, よりインタラクティブで有意義な討論を行うことができる.

　ポスターパネルは, なぜか欧米では横長のものが多く, 日本では縦長のことが多い. 一般的な配置は (図6-③) のようになる. 個々のパネルの配置は横に並べるより, 縦に並べるほうがよい. これはとくに全体が横長パネルのとき, 順次横に歩きながらみていくのに都合がよいからだ. すなわち上部に横長のタイトル, 左上に抄録, Background, その下に Objectives, Methods, Results, Discussion, Conclusions と続く. 下まで使い切ったところで横のコラムに移る. コラムとコラムの間は少し大きめに空ける. ここでもスペースを有意義に活用するのである. 英字新聞のレイアウトである. 最近, パワー

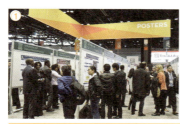
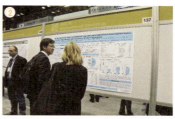

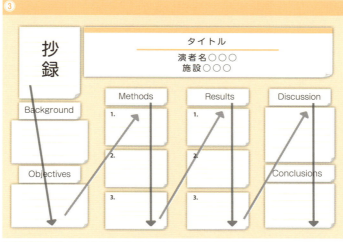

図6　ポスターパネル

①ポスター会場, ②ポスター前でのディスカッション, ③ポスターパネルのレイアウト

1 英語抄録

2 英語による口頭発表

3 話すための英語

4 いよいよ英語論文

5 論文を書くための英語

付録

ポイントを使って作成することが多いが，図6-③に示したようにBackground, Objectives, Methods, Results, Discussion, Conclusionsなどの見出しは別の小パネルとし，区切りをはっきりさせておくのがよい．文字はもちろん，2メートルぐらい離れても読める大きめの文字を使うこと．ポスターに掲示する典型例は，スライドと異なりずっと見つめられることになるので，誤解されないようにもっともわかりやすくきれいなものを厳選すること．大項目，中項目，小項目ごとにインデンション（字下げ）を揃え，統一すること．

　1枚もののポスターの場合は大丈夫だが，老婆心ながら，タイトルを出力して持っていくのを忘れないようにしよう．タイトルは横長で大きくする．学会によってはabstractも自分で出力しないといけないことがある．インターネットを通じてデジタルデータを送れば現地で印刷してくれるサービスを行っている学会もあるので，利用すればポスターの大きな筒を持ち歩かなくても済み，空港のセキュリティの通過も楽になる．

　論文にあるような格調高い文体を基本とするが，特にIntroductionやDiscussionなど，ところどころにちょっと肩の力を抜いて息抜き（口語的な表現）を入れるのがコツ．出だしでちょっとしたユーモア文，いわゆる"つかみ"の文を入れておくのもよい（やや上級）．これをice breakingという．

　はじめての英語発表のときは極度の緊張に襲われ，頭が真っ白になって言葉が出なくなることもあるので，"Thank you, Dr. XXX, ladies and gentlemen"といった出だしの文章や，最後の，"Thank you for your attention, lights on, please"なども読み原稿に書いておくほうが安心である．最近のプレゼンテーション・ソフトではスライドごとの読み原稿を手元のパソコンに表示できるようになってきたが，パソコントラブルに備え，パワーポイントを使ってプレゼンテーション・ファイルの各画面につき1ページの読み原稿を紙に印刷して用意するほうが安心である．パソコンより紙のほうがはるかに安定している．原稿はステープラーで閉じて見開きのブック形式にしておくと，壇上で散逸せず，落ち着いて発表できる．紙の原稿の余白は質疑応答時のメモ用紙としても使える．原稿を綴じずに壇上に上がり，原稿が飛ばされてバラバラになり立ち往生した人がいた．

　✦ 文章は短く，シンプルに．
　✦ 紙の読み原稿を用意しよう．

スクリーン上の文章と読み原稿の文章を一致させる

　もしスクリーン上に文章があれば，それは必ず読み原稿にも入れる．そして読み原稿の文章は，スクリーン上の文章を若干補足するにとどめる．スクリーンに長い文章を示しながら，まったく異なる内容の原稿を延々と読んでいる発表を見かけることがある．本人はたくさんの情報を盛り込んだつもりだろうが，聴衆は聖徳太子ではないので，スクリーン上の文章を目で追いながら別の内容を聞き取るのはむずかしい．そのうち聞いてもらえなくなる．それでなくても発表者の英語は完全ではないのである．自分で自分の足を引っ張ってはいけない．もしスクリーンに文章を示すなら，同じ文章を読み原稿にも入れること．そしてどうしても追加したければ，スクリーン上の文章を読んだ後で補足の文章を付け加えることが基本である．したがって，十分に背景を説明したければ，できるだけプレゼンテーション・ファイルは文章よりシェーマのほうがよい．

　余談になるが，日本語の発表にもかかわらず，英語の長文をスクリーンに映しながら，日本語でとうとうと述べている人を見かける．英語発表の横流しであることがミエミエである．聞かされるほうは日本語を聞きながら英語を読んで理解するという離れ業をやってのけないといけない．グラフだけが英語ならまだよいが，日本語で発表をするなら，スライドも日本語のものをつくるべきだろう．

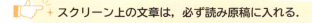 スクリーン上の文章は，必ず読み原稿に入れる．

スクリーン上の情報はすべて説明する

　原則として，スクリーン上の情報はすべて説明する．もしグラフがあれば，縦軸，横軸，凡例の説明をしてからデータを解説する．時間がないからといって "Results are shown in the slide" と端折ってはいけない．時間がないならそのスライド自体を省いたり，Introduction を簡略化するなどの工夫が必要である．

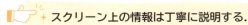 スクリーン上の情報は丁寧に説明する．

47

Background（背景）

　論文発表は文学作品ではないので，あまり奇をてらう必要はない．文脈を膨らませる必要もなく，論理を淡々とテキストに込めればよい．定石として，その道の専門家なら誰でも合意している一般的な事柄から導入する．この文を general sentence（general 文）または textbook sentence という．これには2つの意味がある．まず専門家には演者は自分と同じ専門知識（土台）を共有しているのだという信頼感を与え，後に続く主張を受け入れやすくさせる．門外漢には，あらかじめわかりやすく知識を与え，発表内容を理解しやすくさせる．したがって，この部分は対象となる聴衆によって変える必要がある．専門家のみの集まりであれば，あまり平易な一般論から入ると聴衆を退屈させるため，かなり専門的なところから入ればよい．一般的な学会ではより一般的，全体的な事柄（教科書的内容）から始める必要がある．

　次に現在の問題点，未解明な部分を指摘する．それらに対して，どういう対処法が可能であるか，または可能となったかを述べ，研究目的につなげる（図7）．「〇×△に関する検討は少ない」という導入をよく聞くが，これはよくない．たとえ研究が少なくても，まったく同じ内容であれば発表する意義はない．どこかに違いがあるはずである．どんなに細かな点で

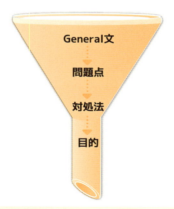

図7　背景はロート型
General 文（general sentence）から入り，具体的な研究目的へと進む．

あっても，あくまで現在の問題点を指摘し，それを解明するために研究するのである．たとえわずかであっても従来の研究に何かを付け加えられるからこそ発表する意義がある．そこを強調しよう．

 背景は general 文で始め，未解明な部分を提示し，目的につなぐ．

Objective(s)（目的）

目的はスライド文をそのまま流用すればよい．いたずらに変えてはいけない．"Thus, the purpose of this study was to ..." でプレゼンテーション・ファイルの文章を続ける．時制に注意しよう．主節は過去形，従属節は現在形を使う．

> The purpose of this study was to ...
> The aim of this study was to investigate ...
> We sought to compare the patients ...

 目的はプレゼンテーション・ファイルの文をそのまま使う．

Methods（方法）

プレゼンテーション・ファイルは長文ではなく，箇条書き，またはシェーマにする．写真やイラストを使う場合にはスライドを指し示す必要があるが，原稿を読みながらスクリーンを指し示すのは厄介である．ポインタで指した後，原稿のどこに戻ればよいのかわからなくなり，立ち往生してしまうことがある．また必死にポインタで指そうとすると，聴衆とのアイコンタクトが疎かになりやすい．慣れないレーザーポインタを聴衆に向けてしまうと危険ですらある．そこで原稿とプレゼンテーション・ファイルに工夫をし，いちいちポインタで指さなくてもスクリーンのどこをみればよいかわかるような説明を読み原稿に入れておく．筆者はこれを口（くち）ポインタと呼んでいる．

In the upper right panel, shown is X, in the lower middle, is Y.
The device used in the measurement, as demonstrated in the middle panel, consisted of ...
The red arrow shows the culprit lesion of ...
Arrows indicate the vulnerable plaque observed ...
As shown in the left graph, ...
The vertical axis represents X, and the horizontal axis, Y.

　こうすればポインタで指さなくても聴衆は楽にスクリーンをフォローでき，タイムロスが少なく，短時間でかえって多くのことを伝えることができる．何よりも演者の精神衛生上よろしい．ポインタを使うより，読み原稿の工夫に努める．

　どうしてもポインタを使う場合，スクリーンに近いほうの手でポインタを操作するのが基本である．スクリーンに向かって左に演台がある場合は左手でポインタを操作する．そうすることによって身体が聴衆に向かってオープンになり，アイコンタクトをとりやすい．ただし，普段から慣れておかないと，本番でいきなりは無理だ．そこまで練習するより，ポインタを諦めて，読み原稿でどこをみればよいかを説明するほうをおすすめする．

👉 口（くち）ポインタを使おう．

Results（結果）

　細かな表を出して，"The results are shown in this slide" などといった後，すぐに次の画面に移る人を未だに見かける．言語道断である．解説もなしに一瞬映すだけでは，省略したほうがましだ．映したプレゼンテーション・ファイルは必ずわかるように説明する．まずそのスクリーンに映っているものが何を示しているかを説明する．グラフの場合，縦軸は何，横軸は何，カラムは何と，聴衆がフォローできるようにきちんと説明する．

The graph demonstrates the changes in ...
The vertical axis represents XXX, and the horizontal axis, YYY.
Open bars indicate preoperative, and solid bars indicate postoperative prevalence of ...

結果の後に，結果のまとめを述べる．サマリーのスライドを入れるのも
よい．

☞ **各スライドは，必ず聴衆がフォローできるように丁寧に説明する．**

Conclusion(s)（結論）

結論は抄録の文章を用いて簡潔に述べる．結論を簡潔に述べた後，メカ
ニズムや clinical implications などを口頭で付け加えるのはよい．"Lights
on, please. Thank you for your attention" で終わる．

☞ **結論は必ず有意差のあることのみに絞る．**

慣れないうちは，読み練習に入る前に慣れた人に読み原稿をチェックし
てもらったほうがよい．かなり直されて原型をとどめなくなることもある
が，気落ちする必要はない．添削者の好みもある．場数を踏めば上達する．
数年すれば指導する立場になる．

参考のために，読み原稿の一例を載せておく．パーフェクトな英語を狙
わずとも，聞き手にストレスなく内容が伝わればよい．読み原稿中に作成
に役立つと思われるコメントを入れておいた（次ページ「英語読み原稿と
その解説」）．

❖ 英語読み原稿とその解説

図4（p36〜38）に即して説明する.

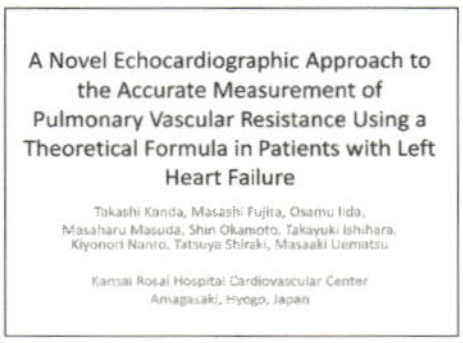

A Novel Echocardiographic Approach to
the Accurate Measurement of
Pulmonary Vascular Resistance Using a
Theoretical Formula in Patients with Left
Heart Failure

Takashi Kanda, Masashi Fujita, Osamu Iida,
Masaharu Masuda, Shin Okamoto, Takayuki Ishihara,
Kiyonori Nanto, Tatsuya Shiraki, Masaaki Uematsu.

Kansai Rosai Hospital Cardiovascular Center
Amagasaki, Hyogo, Japan

図4-①

Thank you, Dr. X, Dr. Y, ladies and gentlemen,

　座長が演題と演者名，所属を紹介してくれるので，スクリーンには演題名を映しておくが，口頭で演題名を繰り返す必要はない．座長に対して紹介のお礼を述べ，聴衆に対して呼びかけを行う．XとYは座長の姓である．"Thank you, Chairperson" でもよいが，プログラムで座長の名前はわかっているのだから，名前を呼ぶほうがよい．英語圏では相手の名前を呼ぶことによってその人を尊重していることを示す．座長の名前の読み方は前もって確認しておこう．ちなみに筆者の姓は Uematsu であるが，アメリカ人の座長からは "うえまつ" と正しく発音されたことはほとんどない．アメリカは移民の国であり，姓の読み方には苦労が絶えないようだ．一度アメリカ人の座長からほぼ正確な発音で紹介されたことがあり，座長の日本通に驚いた．そこでとっさに次のようにいった．

Thank you, Dr. X. You are the only American who has pronounced my last name correctly.

　ちょっと大げさであるが，これに座長は喜び，会場も和やかな雰囲気になった．私自身の緊張もほぐれた．よい ice breaking になった．英語読みで発音しにくい姓の人は，たまに使えば効果的かもしれない．

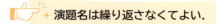 演題名は繰り返さなくてよい.

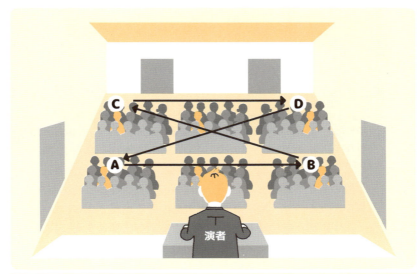

Background

- Although pulmonary vascular resistance (PVR) is an important pathophysiologic parameter in patients with heart failure, as well as in those with pulmonary hypertension, its utility has been limited by the invasiveness of right heart catheterization required for measurement (PVR$_{cath}$).
- Several noninvasive methods have been proposed to estimate PVR, but they remain empirical, lacking sufficient accuracy.

図 4-②

> Although pulmonary vascular resistance (PVR) is an important pathophysiologic parameter in patients with heart failure, as well as in those with pulmonary hypertension, its utility has been limited by the invasiveness of right heart catheterization required for its measurement. To date, several noninvasive methods of estimating PVR using echocardiography have been proposed, but they remain empirical, lacking sufficient accuracy.

　背景では，まだ聴衆にとって発表者がどの程度のレベルなのかがわからないため，アイコンタクトは特に重要である．読み原稿から顔を上げ，できるだけ聴衆とアイコンタクトをとりながら（図 8），Introduction を述べる．いわゆる general 文から入る（図 7）．背景ではどうしても専門用語で発音しにくい単語が続くことが多いが，専門用語なので言い換えるわ

図 8　アイコンタクトは Z 型で

p63 も参照.

53

けにもいかず，いたしかたない．読みにくい場合はゆっくり読むが，その場合個々の単語を区切るのではなく，フレーズとフレーズの間を開けるとよい．専門用語でない一般の単語では，自分がより発音しやすい単語に置き換えるとよい．

　背景はできるだけイラストやシェーマを使ったほうがわかりやすく，情報も増える．キーとなる既出の論文のグラフを大きく引用するのも一法である．出典の記載を忘れないこと．英語に自信がない場合，このスライドのように背景を文章にするのも悪いことではない．この場合，読み原稿も原則として画面の文章のとおりとし，若干補足するにとどめる．プレゼンター用のパソコンが目の前にあれば，原稿に目を落とさずともスライドの文章を読むことができ，アイコンタクトをとりやすい．最小限の背景をしっかり理解してもらうことができ，初心者向きでもある．抄録の文章を使えばよいので，準備も楽である．筆者も背景にはよく文字スライドを使う．ただし行数は抑えよう．見本のスライドはやや行数が多すぎる．

👉 **背景では特にアイコンタクトを重視する．**

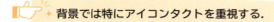

Objectives

- Propose a new echocardiographic measurement of PVR based on a theoretical formula (PVR$_{theo}$).
- Compare the accuracy of noninvasive techniques of measurement of PVR in patients with heart failure.

図4-③

The objectives of this study were, first, to propose a new echocardiographic measurement of PVR based on a theoretical formula (PVR$_{theo}$), and second, to compare the accuracy of noninvasive techniques of measurement of PVR in patients presenting with heart failure.

　目的のスライドである．応募抄録の内容と異なってはならない．ここでも文字画面なので，原則画面のとおりの読み原稿とする．ゆっくりと読もう．文字画面なのに読み原稿をまったく別の文章に変えてしまう人がいるが，聴衆はどこをみてよいのかわからずフォローできなくなる．そのうち聞いてもらえなくなるか，スライドをみてもらえなくなるか，いずれかになってしまう．スライドを読んだ後，若干補足するのは構わない．目的の主節は過去形，従属節は現在形であることに注意．

Methods

■ Study Design
A single-center, retrospective analysis.

■ Subjects
27 consecutive patients with heart failure who underwent right heart catheterization within 6 hours of echocardiography.

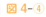

図 4-④

This study was a single-center, retrospective analysis.
We studied 27 consecutive in-hospital patients admitted for the treatment of acutely decompensated heart failure who underwent right heart catheterization within 6 hours of echocardiography.

Methods

■ Right Heart Catheterization
● A thermodilution catheter (Goodman, Tokyo, Japan) with jugular venous access.
● PVR = (MPAP − PCWP)/CO
■ Transthoracic Echocardiography
● Comprehensive 2D echocardiography, including the peak tricuspid regurgitation pressure gradient (TRPG).
● Cardiac output (CO) measured from the time-velocity integral in the LV outflow tract (TVI$_{LVOT}$).
● Pulmonary regurgitation pressure gradient at end-diastole (PRPG$_{ed}$) measured by continuous-wave Doppler technique.

図 4-⑤

All patients underwent right heart catheterization using a thermo-dilution catheter with jugular venous access. PVR$_{cath}$ (in Woods units [WU]) was measured as mean aortic pressure (MAP) minus pulmonary capillary wedge pressure (PCWP) divided by the cardiac output (CO).
Comprehensive 2D Doppler echocardiography including the peak tricuspid regurgitation pressure gradient (TRPG) was performed using a commercially available ultrasound apparatus. Cardiac output was measured from the time–velocity integral in the LV outflow tract. The pulmonary regurgitation pressure gradient in end-diastole (PRPG$_{ed}$) was measured by continuous-wave Doppler technique.

　テクニカルな方法については，できればシェーマや具体例を使いたいが，本スライドのように文字スライドの場合は箇条書きとし，原則として読み原稿とスライドを一致させること．

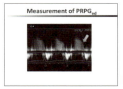

図 4-⑥

This is an example of the measurement of $PRPG_{ed}$. The blue arrow indicates the measured point. $PRPG_{ed}$ was estimated from the Doppler-derived regurgitation velocity using the simplified Bernoulli equation: $\Delta P = 4v^2$. $PRPG_{ed}$ could be obtained in all patients.

　ポインタで指さなくてもよいように，スライドに矢印を入れ，読み原稿にも矢印が何を示すのかを入れておく．そうすることにより聴衆へのアイコンタクトが疎かにならず，また読み原稿もスムーズに読める（口ポインタを使う）．

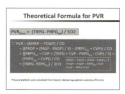

図 4-⑦

This slide shows the calculation of PVR_{theo} based on a theoretical formula. Several assumptions have been made as shown in the white box in the right lower corner. Mean pulmonary arterial pressure (PAP) was derived as: $PADP + PASP - PADP/3$. PCWP was approximated to PADP and estimated as: $PRPG_{ed} +$ central venous pressure (CVP). PASP was estimated as: $TRPG + CVP$. With these assumptions, as shown in the first line, PVR_{theo} is finally expressed simply as: $(TRPG_{ed} - PRPG_{ed})/3CO$. I'd like to stress here that CVP is not included in this formula. Accordingly, we need not estimate CVP from the diameter of the inferior vena cava, which should greatly enhance the accuracy of estimation.

　長い数式があり，ビジーなスライドであるが，できるだけみやすく工夫する．ポインタで指し示すのではなく，スライドに色分けするなどして，読み原稿にどこをみればよいのかを入れておく．そうすることによって聴衆はポインタで指し示さなくてもスライドをフォローできる．英語の原則

56

に従って，もっとも重要な式（結果）を最初にもってくる．

👉 一番言いたいことを最初にもってくる．

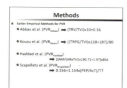

図 4-⑧

Abbas et al., Kouzu et al., Haddad et al., and Scapellato et al. have documented methods for the noninvasive estimation of PVR, as shown in this slide. We accordingly calculated PVR noninvasively using these empirical methods in the same cohort of patients in this study.

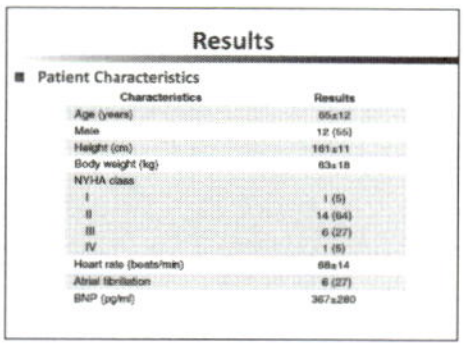

図 4-⑨

Next, I'd like to move on to the results. Shown here are the patients' characteristics. We included patients with a mean age of 65 years; 55% of the patients were male. One patient was in NYHA functional class I at discharge, 14 patients were class II, 6 patients were class III, and 1 patient unfortunately remained in class IV. Mean heart rate was 68 beats/minute at the time of echocardiography. Six patients had atrial fibrillation. The mean B-type natriuretic peptide（BNP）level was 367 pg/mL.

　このスライドから結果に移るが，読み原稿でも結果のセクションに移ることをはっきり述べる．

Now, I want to talk about...
I'd like to go on to
I will move on to the next section and talk about...

などの言い方を使う.

表についてもきちんと説明する. 一瞬映して次に移るのは言語道断である.

👉 ＋ 方法，結果など，セクションを移る場合ははっきり述べる.
　＋ 表やグラフは丁寧に説明する.

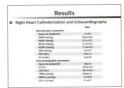

図 4-⑩

This table shows the right heart catheterization and echocardiographic data. Heart rate at the time of right heart catheterization was 71 beats/minute. Mean PASP was 32.2 mmHg, PADP 15.1 mmHg, mean PAP 21.5 mmHg, PCWP 11.8 mmHg, RAP 4.2 mmHg, PVR_{cath} was 2.4 WU, and CO was 4.0 L/min. Heart rate at the time of echocardiography was 68 beats/minute. Ejection fraction（EF）was 43.3%, left atrial dimension, 46.7 mm, TR-PG 24.8 mmHg, $PR-PG_{ed}$ 4.7 mmHg, and CO measured in the LV outflow tract was 3.1 L/min.

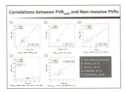

図 4-⑪

Now, I'd like to present the main results of our study. Correlations between PVR_{cath} and the noninvasively derived PVRs are shown. In each panel, the vertical axis represents PVR_{cath} and the horizontal axis represents a noninvasively measured PVR. From the upper left to the lower middle, the data for PVR_{theo}, PVR_{Abbas}, PVR_{Kouzu}, PVR_{Haddad} and $PVR_{Scapellato}$ are shown. In panel A in the upper left corner, PVR_{theo} shows excellent correlation with PVR_{cath} $(r = 0.83)$. I'd like to emphasize that the slope of the regression line is 1.15

and the y intercept is -0.22. The 95% confidence intervals (CI) for the slope and intercept include 1 and 0, respectively. This means that the regression line is statistically very close to y=x. In contrast, the other noninvasive methods have smaller r values and the regression lines deviate more from y = x than does PVR_{theo}.

　主要な結果の説明である．ここでもスライドの場所がわかるように読み原稿に工夫をしている．グラフは縦軸，横軸が何を表すかを丁寧に説明する．事実を淡々と説明するだけではなく，強調したいことをはっきりさせる．

I would like to emphasize that
I'd like to draw your attention to
I'd like to stress that
The important point here is that...

などの言い方がある．

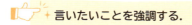 言いたいことを強調する．

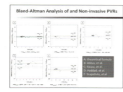

図 4-⑫

Bland–Altman analysis of the differences between PVR_{cath} and the noninvasively obtained PVR data, including PVR_{theo}, are shown in this slide. Panel A shows PVR_{theo}, Panel B show PVR by Abbas et al., C by Kouzu, et al., D by Haddad et al., and E by Scapellato et al. As shown in panel A, the mean difference in the measurement of PVR_{theo} is -0.1 ± 1.6 WU. I'd like to draw your attention to PVR_{theo} demonstrating less difference in measurement than the other noninvasive methods.

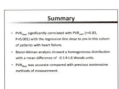

Summary

- PVR$_{theo}$ significantly correlated with PVR$_{cath}$ (r=0.83, P<0.001) with the regression line close to y=x in this cohort of patients with heart failure.
- Bland-Altman analysis showed a homogenous distribution with a mean difference of -0.1±1.6 Woods units.
- PVR$_{theo}$ was accurate compared with previous noninvasive methods of measurement.

図 4-⑬

In summary, we found in this study that PVR$_{theo}$ significantly correlated with PVR$_{cath}$ $(r = 0.83, P < 0.001)$, with the regression line close to y = x in a cohort of patients with heart failure. Bland–Altman analysis showed a homogeneous distribution with a mean difference of -0.1 ± 1.6 WU. PVR$_{theo}$ appeared to be accurate compared with earlier noninvasive methods.

　結果のまとめのサマリースライドを入れるのもよい．画面どおり述べた後，口頭で若干補足するのは構わない．

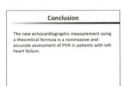

Conclusion

The new echocardiographic measurement using a theoretical formula is a noninvasive and accurate assessment of PVR in patients with left heart failure.

図 4-⑭

In conclusion, the new echocardiographic approach based on a theoretical formula provides a noninvasive and accurate assessment of PVR in patients with heart failure.
Thank you for your attention. Lights on, please.

　結論はデータの裏づけがある事柄を述べる．時制は原則として現在形を用いるが，統計学的に有意ではないのに，現在形で言い切ってはならない．一方，過去形を使うと本研究に限ってはこういう結果が得られたが，研究には限界が多く，まだ真実かどうかはわからない，といったニュアンスになるので注意が必要だ．

✿ 口頭発表練習

　声に出して発表練習をしよう．発表原稿ができただけで安心してしまう人がいるが，これではまだ慣れない作曲家が下書きの楽譜を書き上げただけに等しい．演奏して聞いてもらってはじめて音楽になる．シンガーソングライターがギターをつま弾きながら曲をつくるように，口頭発表の練習をしながら，不適切なところ，読みにくいところを直していく．自然なスピードで読み，時間を計り，きちんと制限時間内に収まるように仕上げる．ある程度自分で完成したと思ったら，恥ずかしがらずに必ず先輩，同僚にプレゼンテーション・ファイルをスクリーン上に映しながら聞いてもらおう．わかりにくいところ，おかしな表現，プレゼンテーション・ファイル上の誤りなどを指摘してくれるはずである．自己満足ではいけない．当事者には自明の事柄でも，第三者には理解されないことがある．逆に第三者にはくどいこともある．

イメージトレーニング

　練習に先立ち，演壇に上がり，まさに発表しようとする自分を想像しよう．仮想の座長に向かって挨拶をし，聴衆に挨拶をする．バカバカしいようだが，本番で過剰に緊張しないために大切である．身振りやアイコンタクトもつけて練習する．照れくさがらずにやろう．たとえ一人でも，病院の会議室などで演壇を使って練習するとよい．腹式呼吸で，しっかりと発声すること．スマートフォンを使って録音し，自分で聞き返してみるとよい．

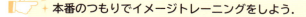 本番のつもりでイメージトレーニングをしよう．

呼吸のコントロール

　発声前にまず呼吸を整えること．人前で話すのは，多少の得手不得手はあろうが，誰にとってもストレスである．panic disorder ではないが，発表直前は皆多少とも過換気になる．そこで練習中から意識的にゆっくり息

を吐き，呼吸を整えよう．腹筋と横隔膜を使った腹式呼吸である．本番ではもちろん，呼吸が速くならないよう注意しよう．

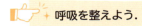 呼吸を整えよう．

単語の言い換え

原稿を読んでみて，どうもしっくりこないことがある．また聞いてもらった人によく理解されないことがある．そういう場合，自分にとってリズムよく発音しやすい同義語に置き換える．電子辞書のシソーラスを使って検索する．例文をみて，内容にふさわしい単語であるか確認する．長い単語より短い単語がよいが，前後関係で長くても発音しやすい場合もある．

acquire	（言い換え）	get
administered		given
conception		idea
discontinued		stopped

Column 17　Order と Request

ある学会の特別講演で，日本人の座長が外国人の講師を前にして，"I ordered Dr. XXX to give a special lecture on ..."とやった．英和辞書をみると，order は，（1）整える，（2）命令する，（3）注文する，となっている．前出の座長は，おそらく"注文する"の意味でそういったのだろう．しかし，英語で "It's not a request. It's an order" というと，"わしはお前の上司だ．これは業務命令だ．嫌ならやめてもらおう"という強い意味になる．つまり order は権威をもった人が上から命令するときにしか使わない．これはやばいことになった，演者が気を悪くするのではないかと思ったが，その座長と演者は旧知であったらしく，特別講演はなごやかに進行した．

辞書でも例文をみると，order は注文の意味では，レストランや店で使うことがわかる．お客様は権威をもっているのである．英語の単語の意味を覚えるには，日本語の単語に置き換えて覚えるのではなく，例文とともに覚える必要がある．それと同時に，日頃からよい人間関係を築いておくと，少々英語を間違えていても何ということはないことがわかる．

examination	（言い換え）	test
inconclusive		unclear
necessity		need
separated		divided

　日本人にとって区別しがたい類語については，付録2を参照されたい（☞p166）．

 読んでみて発音しにくい単語を入れ替えよう．

声に出すこと

　発表本番をイメージして，実際に声に出すこと．横隔膜の動きを考えても，椅子に座るより，本番どおり演壇をイメージし立ったほうがよい．日本人は一般に声が小さい．意識的に口を大きく動かし，腹の底から，額にかけて声を響かせるつもりで，大きな声を出そう．大きな声を出すことは英語上達にもっとも即効性がある．腹式呼吸である．まず深呼吸して始めよう．

　　"Thank you, Dr ...（座長の名前）"

　⇒ここで仮想の座長の目をみる練習をする．

　　"Ladies and gentlemen"

　⇒ここで仮想の聴衆をみる練習．会場の四隅のやや内側の席の人の顔を
　　順番に見渡すようにする．そして一息入れる．間が大切．

 大きな声を出そう．

アイコンタクト

　原稿を読みあげる場合でも，アイコンタクトは非常に重要である．原稿をつくれといったが，原稿に目を奪われっぱなしで顔を上げないのでは自信がなさそうにみえて信用されない．原稿の区切りごとに必ず原稿から顔を上げ，聴衆の顔をみる．このとき原稿をさりげなく指で押さえておくと元に戻りやすい．初心者はスライドとスライドの間だけでもよい．会場の

四隅のやや内側あたりの席のフレンドリーそうな人（うなずきながら聞いてくれている人）に順次まんべんなくアイコンタクトするのがよい（図8）．結果としてＺ型に視線を動かすことになる．そうすることによって，会場の人たちはそれぞれ自分に注目して話してくれているような錯覚をもち，嬉しくなる．この錯覚を利用しない手はない．演者に見つめられると聴衆は居眠りしにくい．ただしあまり間をおいてはいけない．練習しよう．その昔，アメリカのファーストレディであったブッシュ大統領夫人の演説を直に聞いたが，まさにこのアイコンタクトのテクニックを使っていた．さすがである．

　日本人によくある間違いは，原稿は読まずに頑張って講演しているのだが，ポインタでスクリーンを指しながら，スクリーンばかりみて話している発表である．残念ながら結構ベテランの先生方にも見かける．無理に頑張ってポインタを使おうとするとそういうことになりやすい．あなたはスクリーンを説得しようとしているのではない．筆者自身も留学中"Don't talk to the slides！"とアドバイスされたことがある．それなら前述したようにポインタを諦めて，原稿にスライドを指し示さなくてよい工夫をしておいて，聴衆へのアイコンタクトを大切にするほうが説得力がある．

- アイコンタクトはＺ型作戦で.
- スクリーンをみず，聴衆をみよう.

リハーサル

　ある程度練習したら，会議室など演台のある大きな部屋で一度は練習しよう．その前に，スマートフォンで録音した自分の音声をプレゼンテーション・ファイルをみながら聞き直し，時間を確認しておこう．人にも聞いてもらおう．皆が忙しく，次々と時間に追われる市中病院では至難の業であるが，こんなことは早めに準備しないとできない．口演発表の場合は，抄録はもうできているのだから1ヵ月ぐらい"サバを読んで"早めに読み原稿をつくり，よく練習したほうが精神衛生上もよい．

- 会議室を使って本番らしくリハーサル.
- スマートフォンを役立てよう.

❖ いよいよ本番

　本番前には必ず早めに会場に着き，できるだけ前のほうの席に陣取ろう．演壇の近くに座り，わざと自分で自分にプレッシャーをかけ，緊張に慣れておこう．質問をすることを考えると，座長の反対側，前方，フロア用のマイクロフォンの少し後ろの席がよい（図9）．できれば前日の休憩時間に同じ会場の演壇に立ち，会場を見渡してみる．会場の大きさに慣れておこう．自分の順番が近づけば，次演者席の近くに座る．後ろのほうから急いで登壇するのはよくない．慌てて後ろのほうから走っていくのは自分で直前にカテコラミン分泌を増大させているようなものである．緊張をほぐす方法としては，自分の演題の数演題前に質問に立ってあらかじめ交感神経活性を上げておき，本番ではリバウンドでやや副交感優位にもっていくのもよい．それが無理なら，自分の演題の大分前から前のほうの席に陣取り，緊張に慣れておこう．練習どおり，聴衆とのアイコンタクトを大切にすること．腹式呼吸による呼吸のコントロールを忘れずに．"本番は練習のように，練習は本番のように"が原則．本番での心得を表3にまとめる．

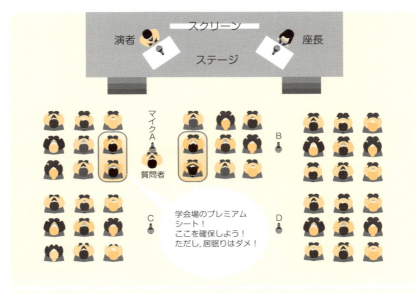

図9　プレミアムシート

表3　本番での心得

1. 前日までに会場の下見をする.
2. 当日は時間に余裕をもって到着し，パソコンのチェックをすませる.
3. 演壇の近くに座る.
4. 腹式呼吸.
5. スライドの切れ目で必ず聴衆をみる（アイコンタクト）.
6. 聴衆のために有意義な情報を提供してあげるのだという気持ちをもつ.
7. 発表を楽しむ．たとえ失敗しても命を落とすわけではない.

 発表前は演台の近くに座り，プレッシャーに慣れておく.

Column 18　ちょっと一息

　海外の学会に出かけると，そこはもう非日常の世界である（図10）．夜も起こされない．日頃鬼の上司もなぜかニコニコしている．忙しい若手の臨床医にとっては束の間の別天地である．そして，世界的な一流の専門家たちの生の声が聞ける．まだ論文になっていない新しい知識も得られる．広大な展示場にいけば，わが国では未承認の新しい装置が展示されており，手にとってみることができる．日本では恐れ多くてとても近づけないような有名な先生方が，外国の学会場では気楽に声をかけてくださったりする．人脈もふくらむ.

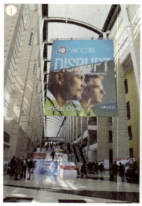
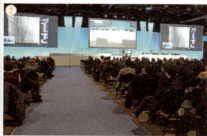

図10　海外の学会
①会場入り口，②メイン会場

レストランではゆっくりと，美味しい料理にありつける．アメリカの料理は美味しくないという人がいるが，筆者はそうは思わない．ただし，店を選ぶこと．それにはどうすればよいか．いくつか方法がある．

① 現地在住の日本人にレストランへ案内してもらう．これがベストの方法である．先輩や後輩で現地に留学している人がいれば，連絡をとって美味しい店に案内してもらおう．ただし，留学生は薄給の身なので，相手が先輩であってもおごってもらってはいけない．店を教えてくれたお返しにおごってあげよう．深く感謝されること請け合いである．ついでに現地の大学の研究室や，おすすめ観光スポットにも案内してくれるかもしれない．

② その都市に何度も学会で足を運んだことのある先輩を捕まえて，連れて行ってもらう．多くの学会は開催地がほぼ決まっている．この方法は安易である．しかし，自分の好みを主張しにくい．

③ 学会場のトラベルディスク，またはホテルのコンシェルジュに依頼し，予約してもらう．好みの店を紹介してもらうにはちょっと英語力が要るかもしれないが，無料で英会話の練習ができると思ってチャレンジしてみよう．当たり外れは少ない．日本人スタッフがいれば儲けものだ．

④ インターネットで検索，予約する．最近はこれが定番であるが，ネットで満席であっても諦めずに電話すると少人数であれば対応してくれることも多い．度胸試しに電話予約にチャレンジしてみるのもおすすめである．

　ちなみに，日本の観光ガイドブックに載っている店は，筆者の経験では大したことはない．日本人観光客が押し寄せて忙しくなり，質が落ちてしまうのだろうか．

1
英語抄録

2
口頭発表
英語による

3
英語
話すための

4
英語論文
いよいよ

5
論文を書く
ための英語

付
録

67

❦ 質疑応答対策

　　口頭発表でもっとも緊張が高まる瞬間である．深呼吸をしよう．心を落ち着けてよく聞こう．わからなければ聞き返せばよい．発表前に早めに会場に着き，セッション前に自分のセッションの座長に挨拶しておくのも一法である．

> Excuse me, Dr. X. I am Taro Yamada from Y Hospital, Japan. I will be presenting a paper in your session this afternoon. I am not a native English speaker, so I may have difficulty following the questions from the audience. I would appreciate it very much if you could help me follow their questions during the discussion.

このように，前もって座長に挨拶しておけば，本番中助けてくれるはずである．

質問のメモをとろう

　　質問されているとき，日本語の単語でもよいから素早く聞き取れたキーワードのメモをとろう．読み原稿の余白でよい．演台にペンを持って上がること．これは同時通訳者のテクニックでもある．聞き取れたキーワードをみながら作文すれば，まったくピント外れになってしまうことはない．100点は無理でも70点を目指そう．

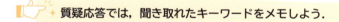 質疑応答では，聞き取れたキーワードをメモしよう．

質問を聞き返そう

　　質問は遠慮なく聞き返そう．質問が聞き取れずにピント外れな答えをするより，質問を聞き返したほうが聴衆のためにもよい．
　　質問が聞き取れなかった場合，

> Excuse me, I didn't catch your question. Could you repeat that, please?

質問の意味が理解できないとき，

Excuse me, I didn't follow your question. Are you asking about ...?

本番で相手が長々と質問して聞き取れない場合，

I'm sorry. I can't follow your questions. Could you summarize your points, please?

声が小さくて聞き取れない場合の言い方．

Can you speak up a little, please?

その他，

Do you mean ...?
Is your question about ...?
Are you referring to ...?

などの定型文を覚えておけば役に立つ．

 質問は遠慮なく聞き返そう．

質問に対する答えは結論を先に

　日本人は奥ゆかしい（？）ので，まず根拠や状況，理由を詳しく述べてからそれに基づいて結論ないしは自分の意見を控えめにいう．欧米人は逆にまず自分の意見，イエスまたはノーをいってから，説明や根拠を述べる．どちらも間違いではないが，途中で立ち往生したときを考えると，どちらがよいかは明白である．下手な英語でとつとつと状況説明から入ると，こいつは問題をはぐらかそうとしている（dishonest）か，質問が理解できていない（stupid）ととられる．わかりやすく，正直に，が原則．データがない場合は，正直にいおう．

Unfortunately, we have no data on that.
We didn't look at that, but that's a very interesting point.
We don't know the answer to that, but probably ...

　いくつか受け答えのパターンを覚えておこう．とりあえず，"That's a very good question" または，"You raise a very interesting point" と答えておき，この間に考える．とりあえず，褒められると質問者は嬉しいものである．次の矛先が若干緩むかもしれない．そうしておいて，次のように答えの内容に進む．

> The answer to your question is "Yes" The reason for that is ...
> In a short answer, it is possible to measure X in Y. However, you should be cautious in applying this method if there is Z ...

　はっきり断言できない場合の言い方．

> It is hard to answer your question in a word. In some cases, it is very difficult to obtain quality images with this method. Therefore, you should be careful if you want to apply this methodology to patients with poor image quality. However, the majority of patients we studied were those with acceptable quality images ...

　答えが出せない質問の場合，相手を立てながら逃げる．

> It's a good question, but I don't have an answer right now. To answer your question, we need the data regarding .... We should certainly conduct an additional research on that problem.

　質問者が誤解していることも多い．そういう場合は丁寧に反論する．

> Regarding the possible errors in the measurement you mentioned, I don't think it is a major problem because we excluded those with localized asynergy in this study ...
> Actually, our data suggest ...
> In fact, what we observed was ...

　actually や in fact などを文頭につけることによって質問者が誤解していることを間接的に伝えることができる．
　相手が違う意見や解釈を述べてきた場合，いきなり全否定するのではなく，同意できる部分があれば，

70

> Thank you for your comment. I think you are right about ...
> That is a possible explanation.

などと述べてから，反論する部分は反論する.

＋ 質問に対する答えは結論を先に，説明を後に.
＋ 質疑応答の定型文を覚えておこう.

1
英語抄録

2
英語による
口頭発表

3
話すための
英語

4
いよいよ
英語論文

5
論文を書く
ための英語

付
録

共同演者からの助けは期待しない

　海外の学会では演者が主役である．演者が質問に答えられなくて絶句しても，滅多なことでは向こうのボスは助け船を出さない．下手に助けると，演者の評価が下がるからである．主役は演者であって，ボスはあくまで指導者（mentor）にすぎない．日本の学会では演者そっちのけでボス同士がやり合っている光景を見かけることがあるが，あまり見栄えのよいものではない．日本のボスの英語力だって，どうだかわからない．英語がわからなければ，座長に質問をわかりやすく解説してもらおう．英語がわからないのは恥ではないが，内容について何も答えられないのでは失格だ.黙っていたのでは向こうの人にはこの区別がつかない．質問を聞き直して，わかりやすい英語にしてもらい，自分のわかる範囲で答えよう．自助努力が必要である．日本ではさしずめ young investigators award（YIA）のコンテストに出ているようなものだと思えばよい.

＋ 座長に，英語をわかりやすく言い換えてもらおう.

他の演題に質問しよう

　せっかく遠路はるばるお金と時間をかけて参加するのである．質問はどんどんしよう．最初はとても勇気がいるが，自分の発表前に質問することで，度胸がつき，落ち着いて発表できるようになるという副次効果もある．また，発表の苦労を考えれば，質問するということは労少なくして世界に自己をアピールできる絶好の機会でもある．そのためにはどうすればよい

71

か．英語・日本語を問わず，簡単なメモを取りながら聞こう．慣れないうちはメモをみながら質問の文章をつくってみてから質問しよう．慣れれば頭の中でできるようになる．

演題が終わるや否や間髪を入れず，できるだけ前のほうのマイクロフォンの前に立つ．座長の反対側の前方のマイクがよい（図9のマイクA）．手を上げて座長をみる．座長の許可を得てから発言する．日本の学会では座席で手を上げてあててもらってからノコノコ出て行く人が多いが，皆にとって時間のロスであるし，それでは海外の学会ではまずあててもらえない．座長の反対側の一番前のマイクロフォンの周りの席を，筆者は学会のプレミアムシートと呼んでいる．座長と目が合いやすく，もっとも質問しやすい位置である．このあたりに座る人はアクティブな人が多い．

> I am Taro Yamada from X Hospital, Japan.
> My question is about ... または I have a question about ...

と質問のテーマを述べてから，質問内容に移る．

単刀直入に聞こう．日本人はよくはじめに "Thank you for your excellent presentation" などと社交辞令（のつもり）をいう人がいるが，時間の限られた一般演題では時間の無駄であるうえに，かえって相手に尊大な印象を与える．excellent かどうか面と向かって論評するのはその道の権威者の役割であり，かなりの有名人や座長がいうのならよいが，一聴衆がいうのは演者に対し失礼である．無駄な前置きはいわなくてよい．"I am very interested in your data regarding ..." と内容について興味をもった点を具体的に述べるのがよい．

相手が答えてくれて，どうやら答えが納得できた（と思えた）ら，"Thank you, Dr. X" といって着席すればよい．もしも納得できない答えが返ってきた場合，どうするか．とっさに再度質問できる英語力があればよいが，なければどうするか．あらかじめ自分の質問に対する自分なりの答えを準備しておくのである．相手の答えがまったく違った場合，自分で用意した答えを簡潔に述べる．"I thought X is Y because ..." あとは座長が上手く場の進行を司ってくれる．あまり長々と質問の場を独占してはいけない．

こうして一発質問すれば，かなり度胸が据わり，気持ちもハイになり，後に控える自分の演題も上手く発表できるはずである．このような経験を数回積めば，あなたはもう学会質問に関してはベテランである．

英語口頭発表は一発勝負でストレスも多いが，やり遂げた後の充実感は

格別であり，経験してみないとわからない．やりたくても機会に恵まれ
ず，できない人も多い．できる環境にある人はそう多くない．チャンスは
過ぎ去っていく．準備に時間をとられるが，できる間にぜひチャレンジす
ることをおすすめする．

 質問の前に社交辞令は不要.

　初心者にとってやることは多く，演題の採択が決まってからでは結構大
変である．普段からの練習，心構えがものをいう．普段から英語の練習を
心がけておくことは，たとえその年には不採択になったとしても将来決し
て無駄にはならない．

Column
19　**魔法のことば**

　英語には"魔法のことば（magic words）"があるそうだ．"Thank you"
"Please""I love you"の３つである．
　アメリカ人の若いお母さんが幼い子供によく，"Say the magic words"
といっているのを耳にした．大人が"I love you"を連発するとちょっと差し
障りがあるかもしれないが，これらは人生の潤滑油である．異国の地で，あま
りよく知らない人にいろいろとお願いするには，これらの"魔法のことば"が
大切で，威力を発揮する．日本人の日常会話には（筆者自身も含めて）"魔法の
ことば"が少なすぎるような気がする．特に慣れない英語だと相手に傲慢な印
象を与えてしまいがちだ．気をつけよう．

第3章
話すための英語「虎の巻」

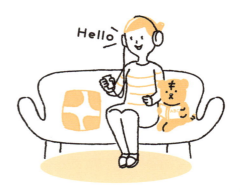

英語を話すためにはおさえておくべきポイントがある．それらをあらかじめ知っておき，普段から意識すれば効率がよい．ここでは話すため，学会発表のための英語のコツをお話ししよう．

英語は日本語より簡単

英語には漢字もなく，カタカナもなく，漢字仮名変換もない．コンピューターで処理することを考えればわかるが，フロントプロセッサ（漢字仮名変換プログラム）がいらない．情報処理としては簡単なのである．だから世界中の人が使うようになった．

日本人なら日本語ができる．こんなむずかしい言葉を話すことができるのに，英語を話せないわけがない．頭のよさは関係ない．英米人ならほとんど誰でも英語を話しているではないか．筆者は学会の公用語が英語でよかったと，ひそかに思っている．これがもしフランス語やドイツ語だったら，定冠詞，不定冠詞の活用，男性名詞，女性名詞，リエゾン，分離動詞など文法の勉強だけでも大変で発表どころではなかろう．まず「英語は日本語より簡単」と自己暗示をかけよう．

英語と日本語の違い

英語を話すためには，まず英語と日本語の違いを認識することが有効である．表4に英語と日本語の違いをまとめた．

表4　英語と日本語の違い

英語	日本語
音の種類が多い（母音は約30種類）	音の種類が少ない（母音は5種類）
閉音節の言語	開音節の言語
アクセント（ストレス）で母音が変わる	アクセントはさほど重視されない
語順が重要	語順はフレキシブル
他動詞（SVO）の言語	自動詞中心の言語
低文脈型言語	高文脈型言語

英語は日本語に比し"音"の種類が多く，複雑である．母音だけでも約30種類あるといわれている．しかも表音文字であるはずなのに，つづりと音との関係が複雑だ．これには英米人の子供たちも苦労する．Pleaseをpleezとつづったりする子がいる．一方，日本語は音の種類が少なく，母音はほぼ5種類にすぎず，同音異義語が多い．空から降ってくる「あめ」と，舐める「あめ」，川を渡る「はし」と，食事するときの「はし」，物の端っこのほうの「はし」など．だからワードプロセッサの場合，仮名漢字変換という作業が必要になる．

　音の最小単位を音節という．英語と日本語では音節の構造も違う．英語は閉音節（2つの子音の間に母音がある）が基本であるのに対して，日本語は子音と母音とからなる開音節の言語である．したがって英語をカタカナ表記すると，音節の数が異なってしまう．"McDonald's"は3音節であるが，"マクドナルド"は6音節である．音節の数が異なると，違う単語として受け取られる．

　英語はアクセント（＝ストレス）が重要である．アクセントが変われば音節を構成する母音は弱くなるのではなく質的に変化する．日本語では関西弁と標準語とではアクセントの位置が異なるが，母音が質的に変化することはない．

　英語は語順に依存する．英語がネイティブの頭の中では主語，述語，目的語あるいは補語の順に情報が処理される．一方，日本語は助詞というマーカーがあるので，主語，述語，目的語が入れ替わっても理解可能である．「行った，昨日，学校へ，僕は」といっても意味が通じる．英語で，"School, yesterday, to, went, I"といっても訳がわからないだろう．英語は他動詞が主体の言語である．基本は主語，述語，目的語なのである．語順を守らないと混乱する．

　その他の大きな違いとしては，英語に比し日本語は高文脈型の言語といわれている．つまり日本語は行間に多くの情報が含まれる．俳句を考えてみればよい．短い文の行間に豊かな情感が漂っている．日本語では主語述語を省略して「好き！」という言い方をよくするが，英語では有り得ない．"love"だけでは，お肉が好きなのか，彼女が好きなのかさっぱりわからない．したがって，高文脈型の日本語から低文脈型の英語に訳そうとすると，行間の意味を補わなければ訳せない．これを知らずに字面を忠実に訳そうとすると苦労することになる．英語の場合は「誰(何)が」「どうした」「何を」を言葉に常に入れ込む必要がある．

要領よく英語を身につけるために，まず英語と日本語の違いを知ろう．

Column
20　**"My Fair Lady"**

　"My Fair Lady" という有名なミュージカルがある．ロンドンの貧しい下町の娘イライザが音声学の教授ヒギンズと出会い，徹底的に話し方の教育を受け，最後はどこかの王女様に扮して王室主催のパーティーに出席し，誰にも素性がばれなかったというストーリーである．ヒギンズ教授によると，話し方一つで，出身地や経歴までわかるという．だから発音が大切だという．英語の教師が聞けば泣いて喜ぶような内容のミュージカルである．ちなみにロンドンにはMayfair という地区があり，高級ホテルや高級店が軒を連ねている．下町の発音だと，"Mayfair" が "my fair" と発音される．「美しい」と「高級地区出身」をかけている．

　発音については母音が大切であることを話したと思うが，教授から訓練を受けたイライザのように，ほとんど完璧だが母国語とは少し違うという印象を与えることができれば，どこかの外国からきた上流階級の人だと誤解してもらえることがあるかもしれない．頑張って練習しよう．

　筆者はアメリカの南部に2年間いたが，一歩大学を出ると人々の訛りが強く，特に母音はかなり長く伸ばして発音される．日本にいるときは考えられなかったことだが，外国人である筆者の発音のほうが，現地の人よりも英語に近いと感じたことさえある．だから大学の中よりファーストフードのドライブスルーで注文するときのほうが緊張した．一方，アパートを借りたり，レンタカーを借りたりする場合には，そんなに訛りの強い人が出てくることもなく，こちらは外国人の英語ではあるものの南部訛りでないので，外国から来て苦労している人だと思ってくれたらしく，皆親切で，スムーズに事が運んだ．同じ東洋人の顔つきでも日本人の英語の訛りは独特なので，最近では通じればむしろステータスは高く，信用される．日本人の英語も捨てたものじゃない．

　だが一度失敗したことがある．大学のパーキングオフィスで，医師用のパーキングステッカーを申請したときのことである．人のよさそうなアフリカンアメリカンの女性は，"I'll call you when it's ready" といってくれたのだが，何と call がまったく聞き取れなかった．紙面で表現するのはむずかしいが，"キャー" のように聞こえた．何回か聞きなおした後，"I'm sorry. I didn't understand what you said. Would you write it down for me, please?" と言ってしまった．もちろんこちらは謙虚な気持ちでお願いしたのである．ところが，相手は怪訝な顔をして，かなり気を悪くしたようだった．あとで聞いたことだが，南部の人たちは訛りにコンプレックスをもっているら

しい. 簡単な単語を何回も聞き直されたうえ,紙に書けとまでいわれたのだから,その女性が傷ついてしまったことは想像にむずかくない. 悪いことをしてしまった. 結果,小生のパーキングステッカーは医師用ではなく,1ランク下のスタッフ用であった. コミュニケーションでは常に相手の立場や気持ちに注意することが必要である. なお,その女性の名誉のために付け加えておくと,次に申請に行ったときには愛想よく医師用のステッカーをくれた.

通じる発音とは

　言語の発音は13歳頃までに完成される. したがって,成人してからネイティブと同じ完璧な発音を身につけるのは無理だ. しかし,コミュニケーションに完璧な発音は必要ない. 英語はいろいろな国民により話されている. ネイティブであってもニュージーランドやオーストラリアの発音はかなり違う. インド人の英語はかなり癖があるが,ネイティブの人たちにとっては理解できる英語である. 教養のあるアメリカ人やイギリス人の発音は模範であり,目標ではあるが,ネイティブそっくりの発音は必要ない.

　とはいえ,通じなければ役に立たない. 聞き取りにくい発音はやはり不利である. なぜ通じないかを理論的に考える必要がある. 日本語は英語に比し音の種類が少ないことから,日本人の耳は英語の多様な音を少ない日本語の音に近似して聞き取っている. いわゆるカタカナ英語である. 近似された音が記憶されるので,発音も近似された音になる. この近似の程度が大きいと通じなくなる. さらに今の小学校では英語を教える前にローマ字を教えるので,ローマ字読みが身についてしまう. ハンバーガーが食べたくなって,"McDonald's"を"マクドナルド"といってもまずハンバーガーにはありつけない. それではどうすればよいか. まず英語の音の構成を考えればよい.

+ 英語の「音」は日本語よりも複雑.
+ カタカナを駆逐しよう.

発音の基本単位である音節を認識する

　英単語は音節から構成される．ところが音節の認識は，「漢字仮名文化」である日本人には苦手である．日本語はひらがなやカタカナの1文字が1音節に対応するのに対して，英語の音節は基本的に1つの母音といくつかの子音から構成され，1音節は複数の文字で構成される（不定冠詞のaや人称代名詞のIなど1文字からなる単語は例外である）．たとえばorganization という単語は or-ga-ni-za-tion という5つの音節に分けられる．音節が発話（発音）の最小単位であり，ハイフネーションは必ず音節ごとになされる．音節の途中で区切ることは決してない．わからなければ英和辞典を引けば音節に区切ってある．

　英語の音に関しては，まず音節の認識が最重要である．まず音節に区切り，音節ごとにつづりと発音を対応させる．音節ごとにみると，つづりと発音との間には1:1対応でこそないがかなり強い関係があり，ある発音に対して幾通りかのつづり方がある．このいくつかの組み合わせを覚えておけば，つづりをみて自然によい発音ができるようになる．英米人は子供たちにこの逆を教える．これをフォニックス*といって読み書きを覚えるのに最初に勉強させられる．日本でも最近の英語教育では重要視されているようである．まず音節に分解し，音節ごとに発音とつづりの組み合わせを練習しよう．デカルト曰く，「困難は分割せよ」．「虎の巻」曰く，「英語のつづりと発音は音節に分割せよ」．

　👉　英語のつづりと発音は音節に分解せよ．

　日本語はかな1文字が子音と母音とで構成される1音節を形成するため，いちいち音節を考える必要がなく，かな1文字に対して発音は一通りしかない．したがって日本人にとっては文字＝音節＝発音であるのでわざわざ音節を考える習慣がない．ところが英語が母国語の人は（残念ながら，ほとんどの英語教師も），音節ごとに区切って発音することは当たり前すぎて日本人の英語初心者には教えない．そこでカナ文字を使って発音を覚え

＊　フォニックス：初心者（多くは幼児から小学生低学年）を対象に発音とつづり字の関係を教える語学教授法．英語が母国語の人にとっては話すことは自然にできるがそのままでは読み書きができない．そこで，発音とつづり字とを対応させることによって読み書きができるように教える．

てしまうと，大変なことになる．たとえば，先ほどあげた McDonald's という語は Mc-Don-ald's という 3 音節からなるが，カタカナ発音では，マ・ク・ド・ナ・ル・ズと，6 音節にもなってしまう．bread は 1 音節の単語であるが，カタカナ発音では，ブ・レッ・ドと，3 音節になってしまう．いずれも似ても似つかぬリズムと音になってしまう．これでは通じるわけがない．つづりも覚えにくい．聴き取れない．かくして日本人は英語で苦労することになる．ご先祖様が便利なかな文字を発明してくれたばかりに，ここが日本人の英語学習の盲点になってしまった．こういうことは中学一年生にしっかり教えるべきなのに，中学生用の辞書を買うと，英単語にカタカナでルビが振ってあったりする．

　音節には，閉音節と開音節とがある．閉音節は 2 つの子音のあいだに母音が挟まれている．英語の音節は，基本的に閉音節で構成される．たとえば，"dog" "apple" "black" "white" など．開音節は，子音とそれに続く母音とからなる．日本語は基本的に開音節である．イタリア語は開音節が多いので日本人には親しみやすい．年配のイタリア人の英語も聞き取りにくかったりする．閉音節に余計な母音を付け足して発音すると，音節の数が狂ってしまう．通じにくくなる．注意しよう．

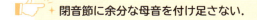 閉音節に余分な母音を付け足さない．

Column

21　英語も筋力トレーニングが必要？

　最近，国語学習では音読の重要性が強調されている．英語学習でも音読は重要である．ただし，本文で述べたように正しい音節を認識したうえで音読することが大切だ．音読といえば，口の周りの筋肉の動きを伴う．これが言葉の記憶には随分重要らしい．日本人の苦手な，L と R の違いは，あごの筋肉で覚えるとよいようだ．

　学会でアメリカを訪れてみて，留学していたときに比べて英語が随分下手になったように感じた．英語を話そうとしても口がもつれそうになるのである．やはり，母国語でない外国語を話すには，"英語耳" ならぬ，"英語口" が必要なようだ．早い話が，口の筋トレである．音読が有効な所以であろう．普段から音読で口の筋トレ（口トレ）をしよう．

子音の違い

　rとl，fとvなど，日本語にない子音の違いに注意を払えというのは耳にタコができていると思うが，やはり大切である．頭でわかってはいるが，とっさにやろうとすると間違うこともあろう．練習が必要である．マルチメディア時代になり，日本人も若い世代は随分発音がよくなったが，意外にできていないのが，"s" と "ʃ" の違いだ．日本語の「さ」は "s" であるが，「し」は "ʃ" である．このため，"sea" の発音が "she" になりやすい．「海」が「彼女」になってしまう．「おかけください」が "Shit down, please" になってしまっては大変である．「お座りください」と言いたいのに「くそをたれてください」に聞こえてしまう．気をつけよう．また，"I think ..." が "I sink ..." に聞こえることがある．"th" の発音は十分練習しよう．"I think ..." には主張をやわらげる効果があり，学会の質疑応答ではよく使うが，「…と思います」ではなく，「私は沈みます」に聞こえてしまう．英米人でも幼児は "th" の発音ができない．したがって "th" の発音ができないと，どうしても幼稚な英語に聞こえてしまう．ネイティブの人たちは，失礼にあたると考えなかなか指摘してくれない．自分でスマートフォンに録り，子音に注目して聞いてみよう．機会があればぜひネイティブの人に自分から尋ねてみよう．

☞　日本語にない子音を混同しない．おかしな印象を与えてしまう．

母音の違い

　子音の違いに比べ，英語の授業ではあまり強調されていないかもしれないが，日本語にない母音の発音は意外にむずかしい．短母音，長母音，二重母音，あいまい音など，母音の違いに注意を払おう．特に二重母音と単母音，長母音と短母音の違いは重要である．[ou] と [ɔ:]，[i:] と [i]などである．日本人には同じように聞こえるが，これらは英米人にとってはまったく違う音である．これらを同じように発音したり，混同して発音したりすると，彼らは混乱する．

　"I bought a boat yesterday" こういって，英米人に羨ましがられたら，

あなたの英語は合格である．もしも［ou］と［ɔ:］を取り違えると，"I boat a bought yesterday" と聞こえ，「ボートを手に入れた」ではなく，「買ったのをボートに積んだ」になってしまい，わけがわからなくなる．

　母音の区別など重要ではないと思っている日本人は多いのだが，実はこれらの母音の違いに注目すると，リスニング，スピーキングともに飛躍的に向上する．付け焼刃ではなく，普段からフォニックスの教材を買って練習することは，忙しい日常を考えても，長い目でみれば決して無駄ではない．興味があれば一度大きな書店の語学コーナーを覗いてみよう．学習英和辞典，たとえば『スーパー・アンカー英和辞典』などでは，付録にCDがついており，母音の発音などを簡単に確認，練習できる．

> 短母音，長母音，二重母音，あいまい音など，日本語にない母音を区別しよう．

Column
22　音符を意識する

　インド人の英語発音は英米人とは随分違うが，なぜか英米人には通じる．一方，日本人の英語はそれほどひどい発音ではないのになかなか通じないことがある．なぜか．それには，リズムの違いが大きい．インド人の英語のリズムは狂っていないから通じるのである．

　音楽と言語は共通点がある．メロディーの前に，まずリズムが正しくなければ音楽にはならない．リズムを刻むベースやドラム（リズムセクション）は重要である．リズムの元になる音符にあたるものが，音節だ．ちょっと復習してみよう．「音節」とは，一まとまりに発音される最小の単位をいう．核となる母音があり，その前後に子音を伴う．本文でも触れたが，Bread は1音節，「ブレッド」は3音節．

Bread ♪
ブレッド　♪♫♪

　カタカナ英語では，まったく違うリズムになってしまい，通じるわけがない．英語の発音をよくするには，まず「音符」（＝音節）を意識することから始めよう．小学校中学年ぐらいまでは教えられなくても自然に音節を認識できるが，中学生になるとむずかしい．だが中学1年生に音節単位で聞き取り，話すことを教えるだけで，日本人の英語の発音は画期的によくなるだろう．カタカナ表記のある英和辞書を使うなんてとんでもない．リズムが狂ってしまう．

アクセント（ストレス）の確認

　母音と子音に注意したら，次にアクセントを考える．英語ではストレス（stress）ということが多い．ちなみに accent には訛りという意味があり，"You have no accent" といわれると，あなたの英語はは訛りがなく聞きやすいという意味なので，喜んでよい．自分で書いた原稿の主要な単語の音節の上にストレス記号を振ろう．言い古されたことではあるが，どの音節にストレスがあるか，ストレスの位置は重要である．わからなければ億劫がらずに電子辞書でストレスの位置を調べよう．

　ストレスの位置が変われば，音節の母音の発音も変わる．あくまで原則であるが，第1ストレスの母音はアルファベット読みされることが多い．"a" は［ei］または［æ］，"e" は［e］ではなく［i:］，"o" は［ou］，"u" は［u］ではなく［ju:］と発音される（表5）．ちなみに筆者の姓 "Uematsu" は英米人にはまずともに読んでもらえないし，聞き取ってもらえない．［ju:i:meitju:］といった感じになるので，レストランの予約を取るときには苦労する．一方，アクセントのない音節の母音は弱く発音されるのではない．質的に変わる．あいまい音（schwa）になったり，欠落したりする．これを知っているだけで発音は断然よくなる．

　✦ ストレスの位置を確認する．
　✦ 第1ストレスはアルファベット読みになることが多い．
　✦ ストレスのない音節の母音は，あいまい音化する．

表5　母音の発音

つづり	アルファベット読み	それ以外の発音
A	【ei】April, cake	【æ】cat　【a:】father　【ɔ】wash
E	【i:】me	【e】egg, red　【i】English
I	【ai】ice, like, I	【i】city, picture
O	【ou】home, old	【ɔ】dog, soft
U	【ju:】universe, uterus	【ʌ】cup, study, tunnel

　成人してから留学しても，英語はペラペラにならない．筆者が実例でである．留学してからかれこれ四半世紀にもなるが，研究者として留学していたので，実験が忙しいときなど，朝，ラボに出勤して，同僚に，

"Hi!"

帰りには，

"See ya!"

　これが英会話のすべてだった日もある．まじめに実験すればするほど英語は上達しないことを実感した．小さかった娘が preschool で覚えてきた"flower"（お花）や"caterpillar"（あお虫）の発音を聞いて，「我が子ながらええ発音やのう……」といった調子だった．英語は得意なほうだと自負していたが，子供たちに英語を教えるのをやめた．留学すれば自動的に英語が上達するわけではないことに気づいた．留学経験がないから英語ができないというのは，言い訳にすぎない．とはいっても，留学中はボスに成果を報告しないといけないし，Lab meeting で黙っているとバカだと思われるので，いやでも英語を話したり聞いたりする機会は増える．留学の最大のメリットは，わからなければ図々しく聞き返すことができるようになったことだろうか．

　それでも，大して上達しなかった英語が帰国後はもっと下手になってしまった．いざというときに口が上手く回らない．Column 21 でも述べたように，どうやら英語と日本語では使う筋肉が違うようだ．普段運動していないのにいきなりスポーツの試合に出れば悲惨なことになるのは当然である．普段から英語の「筋トレ」ならぬ「口（くち）トレ」をすすめる．

　「シャドウイング」という方法がある．講演などで話される英語の録音を聞き取って，ほぼ同時におうむ返しをやる．けっこうむずかしいが，ぜひ挑戦されたい．英会話学校に通うよりも霊験あらたかである．

　慣れないうちは，インターネット上でキャプションつき音声を探してやるとよい．次々進まずに，同じ教材を何度も使うこと．探せば教材は結構無料で手に入る．自分の専門分野など，興味ある内容を選ぶのがコツである．専門外のもの，むずかしすぎるものは避けよう．映画の英語もカジュアルすぎ，オタクすぎて学会発表には役に立たないので避けたほうがよい．英会話学校よりも，留学よりも，おすすめである．はっきりいって忙しい勤務医に英会話学校は無理だろう．しかし，かくいう筆者も最近筋トレをサボっている．凡人は必要に迫られないとなかなかできない．サボるとてきめん，いざというときに天罰を受ける．

フレーズ単位で読む

　ある意味をもつ単語の一集団をフレーズという．英語はフレーズ単位で読む．1つのフレーズは区切らず一息で発音することが重要である．日本語と英語のリズムは違う．邦楽のリズムではロックは弾けない．ビートのきいた英語のリズムを覚えよう．英語らしいリズムで話すにはどうすればよいか．残念ながら学校ではあまり教えてくれない．次に秘伝を公開しよう．

■フレージングとアーティキュレーション

　音節をしっかり認識したうえで，さらにフレージングに注意を払おう．フレーズを一塊として認識すること．音楽でフレージングを考えないと歌にならないように，フレーズを一塊として認識し，どこで区切るか（アーティキュレーション）をはっきりさせないと英語にならない．書き上げた原稿に鉛筆で大きくスラッシュを入れてフレーズをはっきりさせよう．フレーズの途中で切ってはいけない．ゆっくり読む場合，単語と単語の間をあけるのではなく，フレーズとフレーズの間をあける．

> Heart failure with preserved ejection fraction is common,/ increasing in prevalence, /and associated with rates of heart failure rehospitalization/ and functional decline /similar to those in patients with heart failure with reduced ejection fraction /and a higher risk of death /compared with age-matched control subjects. /Abnormal left ventricular diastolic performance/ is an important pathophysiologic abnormality /underlying heart failure with preserved ejection fraction,/ but it demonstrates limited specificity and sensitivity.
>
> (Shah AM et al, Circulation 2015;**132**:402-414)

　フレーズを認識したら，まずフレーズごとの強弱を考える．次にフレーズの中での強弱に注意を払う．動詞，名詞は通常強調される．強調される語は強く発音されるばかりではなく，ゆっくりになる．逆に強調されない音節は弱くなるだけではなく，短くなり，かつ母音も質的に変化（あいまい音化）する．言葉で表現するとわかりづらいが，ネイティブの英語に触れて勉強しておこう．これがわかりだすと，ウソのように発音がよくなる．

聞き取りやすくなるし，相手もわかってくれるようになる．

　英語の朗読は楽譜をみて音楽を演奏するのに似ている．楽器の演奏は初心者のうちは苦痛そのものだが，上手く弾けだすと楽しくなる．英語を音楽と考え，英語のリズムを楽しもう．カラオケの上手な人なら必ず英語も上達する．フレージング・アーティキュレーションの勉強には，英米人の話す英語を聞くのがもっともよい．ラジオやテレビの語学番組でもよいが，なかなか長続きしないものである．学会の運営するインターネットサイトの動画がおすすめである．その分野の世界的権威がインタビューに答えたり，講演したりしている．実際に使われている生きた英語が聞ける．もし有料だったとしても，英会話教材を買って挫折するより断然お得である．なかには英語を母国語としないプロフェッサーのとんでもない発音もあるが，それも英語を実用的に使いこなして活躍中のプロフェッショナルの英語である．イタリア人の偉い先生の下手くそな発音を聞くとちょっと安心できたりもする．英語が多少おかしくても，内容さえ伴えば英米の一流の大学で教授として番をはることができるという，生きた証である．自分の専門分野であれば集中すれば意外と聞き取れる．自信にもつながる．最新の専門知識も得られる．発表原稿を書くのにも役に立つ．質疑応答の際に使われる定型文の勉強にもなる．一石二鳥にも三鳥にもなる．インターネットで探せば各分野でよいものがきっとみつかるだろう．

　もうちょっと気楽なフレージング・アーティキュレーションの練習方法として効果的なのは，歌詞のはっきりしたゆっくりしたバラード系の英語の歌を歌うことである．筆者らの世代ではビートルズやカーペンターズ，サイモン＆ガーファンクルなどがあった（古いね）．音楽を聞き流すのではなく，言語脳を働かせて歌詞に注意しながら集中して聞き取れば，立派なリスニングの教材になる．映画の好きな人であれば，吹き替えなしで映画を観るのもよいが，映画の英語は casual English なので，正確な英語ではないことも多い．その時代背景や習慣を知らないと聞き取れないこともある．だから映画の英語が聞き取れなくても学会発表や留学には差し支えない．落ち込まなくてよい．要は，仕事や趣味など何でもよいが自分が興味をもてる内容の英語に触れるようにすることである．

　＋ フレーズは一息に読む．
　　＋ ゆっくり読む場合，フレーズとフレーズの間をあける．
　　＋ ネットで自分の専門分野の生の英語に触れよう．

Column
24　英会話スクール考

　「英会話スクールはどこがいいですか？」とよく後輩に聞かれるが，スクール関係者には失礼と思いつつも，「あまり役にはたたへんと思うで～」と答えている．白状すると，筆者の英語力なんて，プロの同時通訳者に比べれば，屁みたいなものである．それでも，専門分野の発表や論文書きのためには，苦痛なく実用に耐える程度の英語力は身につけておかねばならない．英会話スクールでも，数百万円以上つぎ込めば効果はあるという新聞記事をみたことがある．しかし，そんな金と時間が両方ある人って，世の中に存在するのだろうか．筆者は半世紀以上この世に生息しているが，英会話スクールに通ったために英語がペラペラになったという御仁にお会いしたことはない．少なくともわが国の急性期医療の最前線にいる，忙しい若手医師には効率が悪すぎる．申し込んで，さあ行こうと思って，着替えて病院を出ようとした瞬間，「ピーピー」「先生，〇〇さんの状態がちょっと……」ああ，今日もダメだった．ある日,珍しくスクールまでたどり着いた．「さあ，今日はしっかり勉強するぞ！」当直明けで外来をやり，手術に入っていた医師は，緊張がとけてこっくりこっくり……よだれをタラーリ．スクールの先生があきれ顔…….

　実はそういう筆者も，その昔，留学直前に3ヵ月ほどBという英会話スクールに通ったことがある．お尻に火がついていたので，時間が自由に設定できる，個別授業の高いやつを奮発した．そこで何をやらされたかというと，なんと会話ではなく文法だった．

　「子供や，大人でも教養のない人はネイティブでも過去完了形を使えないので，過去完了形を正しく使えば一目置かれますよ」「なるほど」確かにこんなことは教科書には書いていない．などなど，学校の文法の授業と違い，実践的で，結構面白かった．B社のテキストは,英会話なのに文法が中心で,おすすめだった．もっとも先生は，「僕は，工学部出身なんだけどな……言語学はやったことがないんだけど……こんな僕が英語を教えるなんて，はっはっは」

　しかし，一応全員大学は出ておられたようである．「あなた，アメリカの〇〇〇〇〇へ行くの？　私そこの出身なの．私の知っている美味しいお店紹介したげるわ」講師の先生方は毎回代わったが,結構楽しい時間を過ごすことができた．ここだけの話，うら若き金髪美人をちょっぴり期待していたのだが，そうは問屋が卸さなかった．こういうことは，留学直前の期間限定だから可能だったように思う．長続きはしない．しからば，どうするか．「音読」をおすすめする．筋トレならぬ，口（くち）トレである．幸いなことに，今はインターネット上にいろいろなコンテンツがある．自分の興味ある分野，専門分野の英語を選び，音読すれば，その分野の語彙や言い回しを効率よく身につけることができる．質疑応答にも役立つ．あとは英語論文書きにチャレンジすること．On the job training である．論文英語は，ロジックは大切だが，英語としてはやさしいので，意外に英語の訓練にはよい．

第 4 章

いよいよ英語論文
「虎の巻」

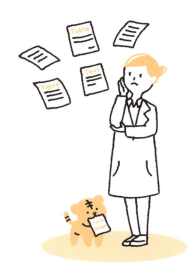

論文を書くモチベーション

　英語で抄録を書き，英語で口頭発表を行ったあなたは，いよいよ英語論文に挑戦である．

　英語で医学論文を書くことは，英語での学会発表に比べて格段にむずかしい．いや，書くだけなら時間をかけて努力すれば誰にだってできる．正確には一流誌に採択されるのがむずかしい．一流誌への論文採択は，自分だけが努力すれば実現するというものではなく，新たな発想，それを裏づけるしっかりしたデータ，それらが得られる環境など，種々の条件が揃わなければならない．しかし，やりがいのあることでもある．論文が世界のトップクラスのジャーナルに受理されたときの充実感，喜びは，一度味わうとやみつきになる．大学や基幹病院に勤めている先生方は，ぜひチャレンジしてほしい．頑張って同じ分野で引き続き数編の論文を出せば，それらをきっかけに海外の一流の研究者と信頼関係を築くことができ，海外留学も夢ではない．問題は，はじめて論文を書く場合である．英語の原著論分を書くことは，学会抄録を書き，学会発表をこなすことに比べると桁違いの労力がいる．はっきりいってハードルは高い．高いハードルを越えるためには助走が必要である．走り出す前になぜ論文を書くのか考えよう．

> **Column**
> **25　ファイルは開いたらセーブしよう**
>
> 　コンピュータ上でファイルを開いたら，まずその日の作業を開始する前に，「名前をつけて保存」しよう．名前を変更し，以前のファイルが残るようにする．昔のパソコンはハードディスクの容量が乏しかったため，古いファイルは消していく必要があったが，今はハードディスクは大容量でしかも安い．ファイルを開いたら，ファイル名の後にその日の日付をいれて保存しよう．あとは作業中に適時「Ctrl＋S（Macでは command＋S）」を押す習慣をつけておけば，作業内容が失われることはない．たとえば，
>
> Toranomaki160622　2016年6月22日に作業したファイル．
>
> のようにする．
>
> 　このようにしておくと，リスト表示でも番号順に並んでくれるので，すぐに最新のファイルがどれかがわかる．また，作業中にバッサリ削ったが，やはり復活させたいと思った場合にも1つ前のファイルを開けばよいので簡単だ．

臨床医なのになぜ論文を書くのか

　なぜ医学論文を書くのか．忙しい日常臨床の合間に論文を書くことは至難の業である．目の前に，患者さんが押し寄せてくる．医師は他の研究者とは異なり，患者さんをみるのが本来の仕事であって，論文書きは副業ではないか．もっとも，大学に残り教授を目指している人にとっては，論文書きは必要条件であるから，明確なモチベーションがある．一方，別に教授を目指しているわけではなく，ただよい臨床医になりたいのになぜ論文か，と感じる若手医師も多いであろう．筆者もかつてはそう思っていた．ところが，筆者の知る限り，論文を書くかどうかは別として，すぐれた臨床医で論文を軽視する人はいない．なぜか．答えは簡単である．よい医療を行うためには，論文を書く過程と同様の論理的思考が必要なのである（表6）．

　研修医になりたての頃，患者さんに多少の迷惑をかけながら，先輩に手取り足取り習ったはずである．その出所は，教科書であったり，研修医伝来の "あんちょこ" であったり，雑誌の特集であった．それらは専門家が策定したガイドラインや指針などに基づいている．ガイドラインや指針の根拠は多くの原著論文である．より多くの人の経験を客観的にまとめたも

Column
26　**But と And**

　But と And は基本的な英単語であり，会話文や発表ではよく But や And で始めることがある．だがフォーマルな文章を書く場合，これらを文頭にもってくるのはよくない．注意しよう．

○ Blood pressure was low, but stable.
△ Blood pressure was low. But, it was stable.

○ We measured the pressure and the volume of XXX.
△ We measured the pressure of XXX. And, we also measured the volume of XXX.

> **表6 臨床医が論文を書くことの意義**
>
> 1. 科学的根拠に基づいた論理的思考のためのよい訓練になる.
> 2. 観察は緻密になり, 治療への取り組みもより積極的になる.
> 3. 独善に陥らないための他流試合としての意義がある.
> 4. 自分の経験を客観的に後世に伝えることができる.
> 5. 世界の医療に貢献するという夢をもつことができる.
> 6. 医師に充実感と成長をもたらす.

の, つまり複数の原著論文による検証なしでは, 臨床は危ういものとなる. 特に長期予後については, 現場の医師の経験のみでは知ることができない. 論文なしでは, われわれが現在当然のように行っている, 科学を基盤とした医療は有り得ないのだ. 現代医学は魔術ではない. 現代の医学は不完全ながらも科学的証拠に基づいている. もちろん科学ばかりが万能ではなく, 臨床医として医師−患者関係を大切にしながら, 偽薬効果も最大限に利用すべきであるが, かといって医療を魔術師の時代に逆戻りさせてはいけない. 残念ながらインテリ現代人には魔術はききにくい.

目の前の患者さんに対して診療が可能なのは, 諸先輩が経験した患者さんのお陰, そしてそれを科学的に考察し, 医学論文にした諸先輩の努力の賜物である. われわれはこのように過去の患者さんや諸先輩からの恩恵を受けて仕事ができている. 一方, 人間の身体は未知の事柄でいっぱいである. 裏を返せば, 現在の診断・治療は完全ではないということである. たとえ些細なことであっても, 臨床医として何かを工夫し, 付け加えることができる. これらを客観的に評価し, 記録しておくことに意味がある. たとえその時点で最善と考えられた治療であっても, 後からみれば間違っていることもあろう. 医学の進歩からみれば微々たる事柄かもしれない. あるいはネガティブな結果かもしれない. それでも, そのデータをできるだけ正確に記録しておくことが医学の進歩につながるのだ. 超一流紙でなくともよい. 英文にさえしておけば, PubMed 掲載誌であれば世界中から検索してもらえる. よく知らない国のドクターからメールで質問をもらったりすると嬉しいものである. 大規模臨床試験は研究費と権威のある大学の偉い先生方にお任せしておけばよいが, 大規模臨床試験につながる先駆的なデータを出すのは第一線の臨床医の仕事である.

日常の医療に対する取り組みも, ただ duty として患者さんを診察し, 命じられるままにルーチンをこなすのみでは, だんだん疲れてくる. 何か

未知のことを見つけて学会発表や論文に残そうという姿勢があれば，観察はより緻密になり，治療への取り組みもより積極的になる．臨床研究を行うことによって，忙しくなるのにもかかわらず医師が元気になるケースを数多くみてきた．医療において実技上のテクニックが重要であることは当然であるが，しっかりしたテクニックのうえに担当医が論文を書こうという気概をもつことは，目の前の患者さんにとってもメリットがある．立派な技術をもっていても，論理的に治療を考えなければ危険である．見当違

Column
27　縦線はいらない

　図と表は，まったく別物である．図はそのまま写真製版されることが多いのに対して，表はワープロ原稿をもとに組み直される．これを意外に知らない投稿者が多い．図はパワーポイントなどを使ってスライド原稿のように作成する．原則 1 枚に 1 つの図だけを入れる．図の説明は図には入れない．図説はワードテキストのほうにつける．一方，表はワード原稿の本文の後に改ページして付け加える形をとる．表の元原稿はエクセルなどを使ってセル単位できれいにつくることが多いと思うが，投稿時にはワード原稿の最後に改ページして（1 ページあたり表 1 つ）付け加えるのだ．いずれにしても，図と表は手間とコストがかかる．強調したい場合には用いてよいが，あまり重要ではないデータをいたずらに図や表にすると編集者に嫌われる．

　ここでちょっと手を止めて，外国の一流誌の表をみてほしい．何か気づいたことはないだろうか．そう，縦線がないのである．これは昔の英文タイプライターの名残だと思うが，英文の表では基本的に縦線は入れない．なぜか日本人のつくる表は縦線が入っている．余談だが，お役人のつくる研究費の申請書や報告書，履歴書などには，すべて複雑な縦線が入っていて，当時のちゃちなワープロソフトを使ってその縦線に合わせて綺麗に記入するために，ずいぶん泣かされたものである．大学とは，高級な学問にいそしむところだと思っていた筆者には結構ショックであった．「日本独特やなあ」とぼやきつつ雑務に取り組んだ記憶がある．閑話休題．それでは縦線の代わりをするものは何か．タブレーションである．英文の表ではきれいにタブレーションが行われている．コンピュータのデータ形式でも，データとデータの区切りにタブを使うことがあるのは，ここからきているのであろう．考えてみれば，空白でちゃんと区切られているのに縦線を入れるのは余分な情報である．"馬から落ちて落馬している"のである．いずれにしても，表はエクセルを使ってつくってよいが，縦線は入れないこと．その代わり，データとデータのスペースや，小数点の位置などはきっちり合わせること，そしてワード原稿の最後につけることを覚えておこう．

93

いの方向に一生懸命治療しても，患者さんに苦痛を与えるばかりでよくならない．論理的思考への積極的な取り組みは医師自身にも喜びと充実感と成長とをもたらしてくれる．自分の置かれた環境を，自分自身の成長のために最大限に利用しない手はない．鉄は熱いうちに打て．熱くなくても打て．そのうち熱くなる．

　忙しいので，とてもやってられない．学会発表で十分ではないかという反論もある．学会発表は，他の専門家からの意見を聞き，独善に陥らないための他流試合として大切である．学会発表は論文書きの第一歩でもある．しかし，学会発表はいつかは忘れ去られる．何年か経てば検索しようとしても見つからない．昔はこんな発表をしたことがあるのだという，自己満足の世界で終わってしまう．人間の記憶はあいまいだ．自分自身でさえ，経験したことをまとめておかないと，ときとともに記憶が変わり，間違ってしまう．論文にすることによって，自分の経験を自分自身を含めて客観的に後世に伝えることができる．学会発表と論文発表を比較すると，論理構成の精度が違う．原著論文は独り善がりでは採択されず，peer review という専門家による批判に耐えたものである．学会抄録には peer review はなく，数年後には引用されなくなる．論文を書くことは価値ある学会発表をしたものの義務であり，権利でもある．忙しい中で論文を書くことは大変だが，論文を書くことによって論理的な臨床能力を高めることができる．そして，自分自身も成長することによって元気になる．

👉　論文を書くことによって，臨床能力は高まる．

なぜ英語か

　それではなぜ英語か．母国語である日本語でもよいではないか．残念ながら，過去の例を紐解くまでもなく，本当に新しい論文は英語で書かないと認められない．日本語論文の読者は限られている．今の IT 化時代，インターネット上でも，情報を日本語に限ると，きわめて地域的な情報しか集まらない．医学・医療は地域性をもつとともに，人間の身体を扱うことから，きわめて普遍的なものである．地球規模的に情報を収集する必要があり，新たな情報は世界に向けて迅速に発信する必要がある．そのためには，実際上英語を使わざるを得ない．

英語を使わざるを得ないことは，つらいことだが，何も悪いことばかりではない．物事の本質を考え，論理の流れをチェックするのには有利だ．母国語だと，わかったようなつもりになっているが，実は書いた本人がよくわかっていなかったということがある．外国語に訳そうとすると，待てよ，これはどういうことだったのだろうと，自分であいまいさに気づき，本質について考え直さざるを得ない．これは，日本語と英語の言葉の構造の違いから，多くの場合は機械的な逐語訳ができないために，本来の意味を問い直さないと翻訳不可能だからである．論理のチェックにはその文章を翻訳してみるのがよい．たとえば，私たちがよく使う「ひとつよろしくお願いします」という日本語を翻訳しようとすると，具体的に何をお願いするのか，考えなければ英語にはならない．このような言葉は，人とのあいだの潤滑油のようなもので，便利であり，筆者もよく使うが，情報としてはほとんど役に立たない．政治家の答弁を訳す翻訳者の方々は大変だろうと想像する．このように考えると，英語を母国語とする人たちよりも，つたない英語を操るわれわれのほうが，きちんと論理構成を考えるという意味ではむしろ有利でさえある．子供たちの素朴な作文が人の心を打つことがあるのと同様だ．

　われわれのもっと先輩の時代には，パソコンやワープロがなかった．一文字一文字タイプライターを打って英文を清書し，直されてはまた最初から打ち直し，それこそ賽の河原のように努力して投稿した．今，われわれにはパソコンがある．とりあえず手をつけて後から直し放題である．情報収集にはインターネットがある．幸運である．頑張ろう．

　"No job is finished until the paperwork is done" かつて筆者がときどき遊びに行った隣の研究室には，おまるに腰掛けている小さな子供のイラストとともにこの文句が書いてあった（図 11）（金沢大学大学院医学系研究科循環器内科学教授，山岸正和先生のご厚意による）．高名な生理学者である Arnold Katz 先生の研究室に貼ってあったものだという言い伝えがあるそうだ．元々の意味は「仕事をしたら報告書をつくれ」ということだが，ここでは「出すものを出した（学会発表した）のに自分で紙を使っておしりを拭かない（paper つまり論文を書かない）のではまだ "赤ん坊" である」との意である．

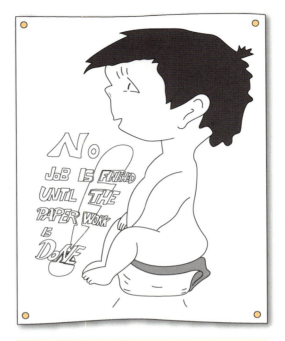

図11　Paperwork
（金沢大学大学院医学系研究科循環器内科学教授，
山岸正和先生のご厚意による）

 ✦ 外国語は，物事の本質を考えるツールとして役立つ．
　✦ 論文にしない経験は，その医師とともに消え去る．

英語論文の別刷による自己紹介

　海外から著名人が来日した場合，ボスのかばん持ちでついていって話をする機会があるかもしれない．その場合，別刷を持って行けば自分のしてきた仕事についてアピールすることができる．それを機会に話が弾み，外国に呼んでくれるかもしれない．また，運よく海外留学を果たしたとしよう．これからあなたにどのような仕事を任せるか，ボスはあなたの適性と能力を判断しなければならない．そこで論文の別刷を渡せば，向こうのボ

スはあなたの研究的なバックグラウンドとレベルを知ることができる．原著論文の評価は高い．場合によっては，かなり重要な仕事を任せてもらえるかもしれない．何もなければ，一兵卒としてテクニシャン（研究の下働きをする技術員）からの出発である．これらは，あくまで論文に付随するご利益ではあるが．

 論文は，最高の自己紹介である．

指導者をみつける

　ある程度の数の英語論文を書いたことのある先輩を身近に探そう．スポーツや芸事と同様，何事も"師匠"がいないと回り道をしてしまう．ただし，患者さんをみながら，あるいは実験をしながら現役で論文を書いている人たちは，なかなか時間がない．しかし，ワンポイントアドバイスはしてくれるはずである．悩むより，ポイントを絞って質問しよう．データ収集の段階からどんどん相談しよう．ただし，学生ではないのだから（学生であっても）手取り足取りを期待してはダメである．おんぶに抱っこで

> **Column**
> ## 28　三人寄れば文殊の知恵
>
> 　抄録にしても，スライド，ポスターにしても，原著論文にしても，筆頭著者はかなり頑張って書いたつもりなのに，人にみてもらうと，論理展開がおかしかったり，スペリングのミスがあったり，英文がおかしかったり，わかりにくかったり，誤解されたりすることが多い．特に初心者のうちは，筆者もそうだったが，自分ではある程度のレベルに達していると思っていても，世界のレベルにはほど遠いことがある．これを直すには時間がかかる．とにかく世間に出す前に人の目に触れさせよう．自分で何とかしようと頑張ることはよいことだが，自力本願のみではよい論文は書けない．他人の力もどんどん借りよう．臨床でも主治医の独り善がりではなく，チーム医療の重要性が叫ばれて久しい．実は論文も個人プレイのみではよい論文はかけない．三人寄れば文殊の知恵である．そのためには余裕をもって早めに準備しよう．これは初心者のみにあてはまるのではない．ベテランになってもそうである．独り善がりではわかりやすい発表はできない．ベテランになるほど注意してくれる人が少なくなる．自戒を込めて強調しておきたい．

は，それでなくても忙しい"師匠"が過労死してしまう．自助努力が必要である．あくまで自分の研究である．基本を押さえ，自分なりの考えをもったうえで，遠慮せずに押しかけよう．共著者になる人には，指導する義務がある．基本をマスターし，指導者の過労死を防ぐためにも，ぜひ本書を役立てていただきたい．

　　◆経験者にはポイントを絞って質問しよう．
　　◆指導者を過労死させるな！

何を伝えたいのかを明確に

　自分は，この論文で何を伝えたいのかをはっきりさせる．伝えたいものがはっきりしない，いわゆる論文数を稼ぐための論文は誰も振り向いてくれない．伝えたい内容のない論文はまず採択されることはないし，時間と労力の無駄である．何を伝えたいのかが自分ではっきりしなければ，論文を書くことなどきっぱり諦めよう．自分はこれを皆に伝えたいという思いがなければ，論文を書く意味がない．

　自分が興味をもっている事柄について，従来どういうことがいわれていて，現在何が問題になっているかをしっかり調べることがまず第一歩である．PubMed などのインターネットを使って論文を検索し，病院や大学の先輩にメールで質問しよう．その問題点を明らかにするにはどうすればよいか，どういうデータが必要かを考えよう．データが得られないことが未解明につながっているはずである．なぜそのデータが得られていないかを考えよう．自分の置かれた環境や，自分たちのグループが使える検査，治療手技，対象患者を考え，そのデータが得られるかどうかを考えよう．ノートまたはカードに箇条書きに書き出してみるとよい．

　すでにデータがある場合でも，また国際学会に採択されたものであっても，手持ちのデータだけで論文にできることはほとんどない．同じように，その疾患について従来どういうことがいわれていて，現在何が問題になっているかをしっかり調べ，手持ちのデータでどこまで主張できるかを論理的に考えよう．新しいことを主張するためには，何が足りないかを考える．多くの場合，データを追加する必要がある．データ追加の現実性について検討しよう．もし幸運なことにこのようなデータが揃ったなら，あとは論

文執筆である．

 まず，何を伝えたいのかを考える．

1
英語抄録

2
英語による
口頭発表

3
話すための
英語

4
いよいよ
英語論文

5
論文を書く
ための英語

付録

Column
29　フォーマルとカジュアル

「やあ，こんちわ．俺は XXX だ．今度，論文を書いたんで，Journal of XXX に載せてくれるかなあ．早く返事くれると嬉しいんだがなあ」

もし，こんな手紙を原稿と一緒に送ったとしたらどうだろう．意外性が受けるかもしれないが，こいつ本当に医者か？　何かの悪ふざけか？　と疑われるだろう．日本語でも，ビジネスレターにはそれなりの形式がある．

> 拝啓　薫風の候，先生にはますますご清祥のこととお慶び申し上げます．
> さて，この度 Journal of X に原著論文を投稿いたしたく，投稿規定に基づきここに送付申し上げますので，よろしくご査収のほどお願い申し上げます．……
> 　　　　　　　　　　　　　　　　　　　　　　　　　　　　　　　　　敬具

英語の場合は，残念ながらわれわれ外国人にとっては，フォーマルかカジュアルか，判別しづらい．本人はフォーマルに書いたつもりでも，例文のようには極端ではないにしてもかなりカジュアルな文章を書いてしまうことも考えられる．そこでカバーレターなどをはじめて出す場合には，ちゃんとした例文集を参考に作成し，"採択された"経験のある先輩に前例に基づきチェックしてもらうのがよい．フォーマルな英語を書くには，文法をはじめ，学校で習う英語がずいぶん役立つ．

と，ここまで書いてきて，念のために中学生の英語の教科書を覗いて，驚いた．カラフルな漫画と，簡単な会話文が主体になっている．文法のポイントがわかりにくい．こんな会話なら，身振り手振りで何とか通じる内容である．「こんにちは」「ごきげんいかが？」「あんたは誰？」「どこへ行ってたの？」「はらへった」「めしくわせ」程度がいえても，とても発表や論文書きに役立つとは思えない．もっと知的な内容を伝達することにこそ，英語を勉強する意義があるのだ．考えてもみてほしい．逆の立場であれば，外国人からカジュアルな日常会話を期待するだろうか．カジュアルな会話は，ある程度英語ができる人たちの趣味の領域である．

日本からフォーマルな英語教育が失われつつあるように感じる．これから世界で活躍しようとする日本人の足を引っ張っているとしか思えない．英語の教育者は何をしているのだろう．学校では下手に"英会話"など教えず，フォーマルな英語をきちんと教えてほしい．子供たちがかわいそうだ．

時間をみつける

　実は，わが国の若手医師にとって論文を書く時間をみつけることが一番むずかしい．完全な off duty などないからである．主治医制をはじめとするわが国の医療体制の問題である．少ない医療費で高度医療を支えているのだ．しかし，ぼやいたって始まらない．忙しい病院ほどよい"ネタ"が得られるのだ．ちなみに「忙しいから論文は書けない」が真だとすると，その対偶「論文が書ければ忙しくない」も真だということになるが，これには，周囲をみればいくらでも反証をあげることができる．したがって，論理学的には「忙しいから論文は書けない」ということは"偽"だということになる．時間がないのは皆同じである．できることから始めよう．休日の朝に，数時間，呼び出されない時間を確保しよう．工夫するのだ．そしてリフレッシュした頭で考えよう．ここでも論文設計図が役に立つ．設計図を使って統合化すれば，「困難は分割」することができる．つまり細切れの時間を使ってパーツを完成させておき，後で組み立てるのである．

　◆ 時間がないのは皆同じ．まず始めよう．
　◆ 細切れの時間を使ってパーツをつくり，設計図に基づいて組み立てよう．

まず用意するもの

　論文書きにあたって，まず用意するべき七つ道具を表7に示す．1.と2.は設計図をつくるのに必要である．ローテクなようだが，全体感をつかむためにはパソコンよりも紙と鉛筆がよい．関連文献のコピーも必要だ．これは PDF でもよい．EndNote などを使うとインターネットで検索できるので，無料でダウンロードできるものはできるだけ PDF で落としておこう．PDF があれば文献を印字する必要はないが，ファイル名を工夫し，検索しやすくしておこう．投稿しようと思っている雑誌の投稿規定と，その雑誌の最新号の PDF があれば，図表を作成するときなど，スタイルを確認でき，効率がよい．投稿先の見本はぜひ紙に印刷しておき，常に参照しながら作業を進めよう．医師の宿命で，途中で呼び出されて中断しなけ

表7　論文書きの七つ道具
1．A3 の紙
2．鉛筆，消しゴム
3．電子辞書
4．ノートパソコン（ワード，パワーポイント，エクセル，EndNote など，ワープロ，プレゼンテーション，表計算，文献，統計などの使い慣れたソフトがインストールされているもの）およびインターネット環境
5．関連主要文献の PDF ファイル(検索しやすくしておくこと)
6．投稿予定誌の投稿規定および最新号の論文のコピー
7．大型の手提げ袋またはコングレスバッグ

ればならなくなったときのために，これらすべてがごっそり入る大型の手提げ袋も用意する．袋には日付と論文プロジェクト名を大きく書いておき，パソコン以外をこの袋にしまって散逸を防ぐ．これらを筆者は「論文書きの七つ道具」と呼んでいる．この袋を持ち運べば，どこでも作業を再開できる．学会の度についてくる（最近はあまりついてこなくなったが）コングレスバッグを流用するのもよい．ただし，個人情報の取り扱いには十分注意しよう．臨床データからは，個人名を省いておき，対応表を別につくって安全な場所に保存しておこう．匿名化を行ったとしても，個人情報は個人情報である．定められた場所からは決して持ち出さないこと．

 論文書きの七つ道具を準備しよう．

論文設計図の作成

　ここでもう一度，第 1 章の "Sushi" theory を振り返ってほしい（☞p2）．よい "ネタ"，必要かつ十分な "しゃり"，そして握りの "技"（論理的構成）が揃わないと，論文は書けない．書けても採択は覚束ない．論文を書く前に，今一度これらについて考えよう．設計図をつくることは，抄録作成の場合以上に重要である．

　英語で論文を書き出す前に，静かな部屋にこもったら，まず日本語で論文の論理的構成を考える．いわゆる論理の流れである．得意の母国語で，短文を組み合わせ，しっかり論理の組み立てを考える．一般的な論文の構成は，Title, Introduction, Methods, Results, Discussion, Acknowledgment,

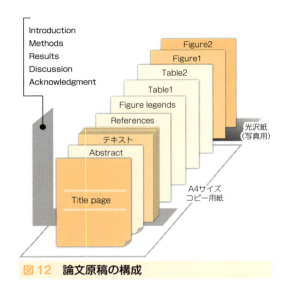

テキスト

図12　論文原稿の構成

References, Tables, Figure legends, Figures である．これらを紙に印刷する場合は，図12 のような順番になる．Title page，Abstract page に本文が続く．本文は Introduction から Conclusions まで改ページしない．Conclusions の後，改ページして Acknowledgment を記載する．Acknowledgment の後は改ページし，References へと続く．さらに改ページし，Figure legends がくる．最後に Tables である．Figure はオンライン投稿では，別にアップロードすることが多い．投稿規定を確認し，ファイル形式など指示に従おう．

　論文の構成チャート（図13）に従い，論文の設計図を作成する．設計図は，第1章で述べたことと重複するが，大切なのでもう一度述べる．論文では Discussion が加わるため，用紙は抄録の場合よりも大きめの A3 用紙を用いるとよい．一覧性を保つためである．横線を2本引き，中段はやや大きめに3分割する（図14）．中段はさらに縦線で2分割する．それぞれ，上段は Title および Introduction，中段左は Methods，中段右は Results，下段は Conclusions である．まず Background から Conclusions まで，日本語で topic sentence（論文における各段落の主文）を考え，それぞれの段に鉛筆で箇条書きにする．論理構成をはっきりさせるため，各文を矢印で結び，フローチャートを作成する．Methods と Results は普通対応するので，左の Methods のコラムと，その右側の Results のコラム

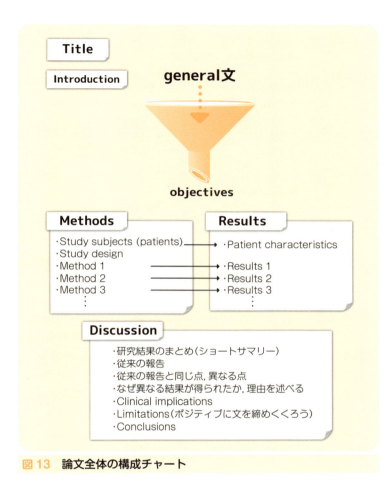

図 13　論文全体の構成チャート

とを対応させる．一番下に Discussion と Conclusions を書く．設計図は
全体を見渡す必要があるので，コンピュータよりも昔ながらの紙と鉛筆，
消しゴムを使うことをおすすめする．プレゼンの神様といわれたアップル
の創業者，故スティーブ・ジョブズも Mac ではなく紙と鉛筆を使って，
たとえ 5 分間のプレゼンであっても時間をかけて構想を練ったそうだ．

　Introduction における論理の組み立ては，論文の存在意義を左右する．
重大なセクションだ．Introduction は，第 1 章のところでも述べたように，
ロート型である（☞図 7，p48）．書き出しは，間口を広く，その分野では
すでに確立され，専門家なら誰もが賛成し，反論がないことから切り出す．

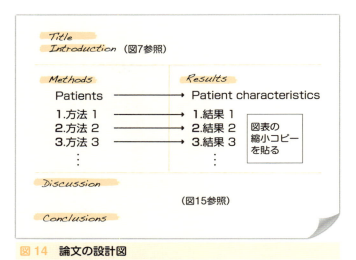

図14　論文の設計図
A3 の用紙に鉛筆で箇条書きにする.

これを general sentence（general 文）または textbook sentence という. その分野で定評のある英語の教科書の文章を借用するのもよい. また, それまでに出ている当該分野の有名な論文の Introduction をいくつか参考にするのもよい. ここで文献コピーが役に立つ. ガイドラインも参考にしよう. 次にその疾患について現在なお未解決な点, 問題点を述べる. 転じて, それを解決するために役立つような背景, たとえば新しいデバイスが出現した, 新しい薬物が得られた, などが出現していれば, それを述べる. それらを利用して, 問題を解決するのに何を行ったかを書く. これが本論文の目的となる. ここまでが Introduction である. つまり一般的な文（general 文）から特異的な文（specific 文）に至る. Introduction における論理構成は論文の命である. これがおかしければ, 論文はまず受理されない. 論文の書き方のテキストのあるものは「Introduction はむずかしいので最後に回せ」というが, 論文の命である論理構成を無視して論文が成立するわけはない. 急がば回れである. まず母国語で設計図をつくって, しっかりと論理構成を考え, 論理の流れに無理がないかチェックする. Introduction ではあまり多くの論文を引用せず, キーとなる論文のみに留める. 論理構成はできるだけシンプルなほうがよい. 真実は単純で美しいものだ.

　Methods の設計は, 対象（subjects）（臨床論文では patients）から始まり,

- ・研究結果のまとめ（ショートサマリー）
- ・従来の報告
- ・従来の報告と同じ点，異なる点
- ・なぜ異なる結果が得られたか，理由を述べる
- ・Clinical implications
- ・Limitations（ポジティブに文を締めくくろう）
- ・Conclusions

図 15　Discussion の構成

結論を導くのに必要なデータを出すための種々の方法を項立てして並べていく．特に対象は選択基準（inclusion criteria），および除外基準（exclusion criteira）をしっかり記載する．選択バイアスに関わる情報を正しく記載するためである．

Results は，方法の項立てを参照しながら，それぞれに対応させて項目を考え，主要結果や図表の縮小コピーを貼りつける．patients には patient characteristics が対応する．原則として Methods の各々に対応する Results が必要である．

Discussion の構成は比較的自由に書いてよいが，基本は守ったほうが有利である（図 15）．最初のパラグラフで本研究のショートサマリーを行う．次のパラグラフでは，従来の研究でどのようなことがいわれていたかを書く．次に，従来の研究と本研究との相違について述べる．相違が生じたことに対して，考えうる理由を考察する．そして clinical implications である．臨床的に本研究からどのような展開が期待されるか，診断，治療を変えることができるかについて，この項目では多少夢を語ってもかまわない．本研究が有意義なものでありうることを強調する．そして limitations を述べる．論文の限界はしっかり述べなければならないが，限界はあってもその論文でいえること（contributions）はあるはずである．それもしっ

かりと書く．

最後に Conclusions である．Conclusions は Discussion の最後に含まれる．Conclusions には必ずデータの裏づけが必要である．査読の際には厳しくチェックされる．

以上，それぞれについて，日本文で一文ずつ，あらすじを箇条書きにする．関連の深いものは矢印で結ぶ．これで設計図が完成した．設計図が完成したら，客観的におかしなところはないか，全体を眺めながらよく考えよう．論理の飛躍はないか．必要なデータは揃っているか．データから結論が導かれるか．英文作成に取りかかる前に，指導者にも設計図をみてもらい，論理構成を徹底的にチェックしよう．論文が採択に至った設計図の例をあげておく（図 16）．この例では設計図は Discussion が収まりきれなかったために 3 枚になっている．細かい点はともかく，設計図の書き方についての参考にしていただきたい．

設計図ができれば，論文の全体像が明らかになる．全体がわかれば，無駄なパーツを省くことができ，不必要な作業をしなくても済む．設計図に基づいて，それぞれパーツに分け，細切れ時間を利用して各パーツごとに取りかかり，後で全体をまとめることができる．

+ 論文を書く前に，「設計図」をつくる．
+ 設計図に基づき，作業を分割し，部品を完成させた後，設計図に基づき統合する（分割と統合）．

設計図をもとに，英文を作成する

英文は 1 つのまとまった内容につき，1 パラグラフで構成される（☞p142）．各パラグラフの最初に topic sentence（トピック文）がくる（☞ p143）．その後に，それを解説する説明文または展開文がくるのが基本形である．設計図の文がそれぞれトピック文にあたる．ここで，はじめてパソコンを持ち出して，トピック文を英語にしていこう．

トピック文を日本語から英語に直す場合，日本語を訳すのではない．まず日本語の文の表す概念を考え，概念を英文で表そう．なぜか．日本語は高文脈型言語といわれ，必ずしも重要な情報が文に含まれているとはいえない．たとえば主語や目的語はしばしば省略される．すなわち「行間を読

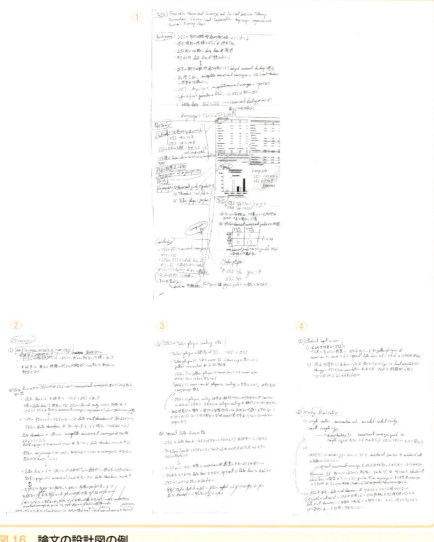

図 16　論文の設計図の例

Awata M et al, J Am Coll Cardiol 2008;**52**:789-790 として出版された論文の設計図の一例.
① Title, Background, Methods の部分.　②〜④ Discussion, Conclusion の部分.
A3 用紙 1 枚に書ききれない場合,Discussion 以下を別にしてもよい.ベートーヴェンのスコア
のように,何度も書き直したあとがみられる.

107

む」言語なのである．さらに日本語と英語とでは文の構造がまったく異なるので，日本語を正確に訳そうとすると，どうしても日本語の構文に引きずられ，語順がおかしくなり，英語らしくない英文ができあがってしまう．そういう意味では，日本語から英語への直訳というのは有り得ない．日本人が陥りやすい落とし穴である．この時点で，頭を英語的発想に切り替える必要がある．第5章の「英語らしい英語とは」(☞p136)を参照されたい．これは慣れるしかない．慣れるには，英語論文をたくさん読んで，英語を頭の中に貯蓄すること．これには時間がかかる．しかし踏ん張りどころだ．普段の抄読会が大切な所以でもある．類似の表現があれば英語を借りる

Column
30　　添削の頼み方のコツ

　ここでは業者ではなく，先輩や上司に添削を頼む場合についてである．最近では電子メールが発達しているので，メールで原稿だけを送る若い人たちが増えてきた．しかし，メールではなく添付ファイルとともに，紙の打ち出しと資料を含めて先輩や上司に直接届けることをおすすめする．理由は3つある．①コンピュータファイルでは，全体感がつかみにくい．あなたの英語がまずければ，上司は途中で読むのをやめてしまうかもしれない．②打ち出す手間がかかる．③紙の原稿は机の上で目立つ．打ち出しぐらいやってくれてもよいと思うかもしれないが，専任秘書のいる上司は別として，ついつい目を通すのが遅くなる．論文添削の依頼も，医師と患者さんの関係と同様で，患者さんは自分だけの医者だと思っていても，医師側はたくさんの患者さんをみなければならない．だからといって，遠慮してしまってはいつまでたってもみてもらえない．大義名分のためである．上司にとってもよいことをしているのだから，あくまでも図々しく，だが気配りも忘れずに．添削者に著者の意図が通じなければ添削のしようがない．ところが英文のみを提出すると，往々にしてそういうことが起こりうるのだ．したがって，コンピュータファイルを送るとともに，印刷した原稿，図，そして設計図のコピーをまとめて忘れずに届けよう．キーとなる論文のコピーも届けると完璧である．ここまですると筆頭著者の気迫を感じる．この場合，印刷物とファイルとが対応できるように，バージョンをはっきり表示しておこう．このように，物体として大部分のものを届けておくと，否が応でも机の上で場所を占めるために存在感があり，早くやってしまおうという気になるものである．

　先輩や上司に添削を依頼した場合，事後報告を怠らないようにしよう．幸運にも採択通知が着たら，取り急ぎ知らせる．別刷ができれば，必ず届ける．こうすることによって添削者のモチベーションも上がる．結果を報告しないのは，貴重な時間を割いてくれた指導者に対して失礼である．

（☞付録1）．はじめは日本人的な英文しか書けなくてもよい．論理さえしっかりしていれば，そして意味さえとれれば，日本人的英語は，英文校閲のプロフェッショナルの手にかかればよい英文に直してもらえる．大切なことは論理性の担保である．ここで手間暇かけて設計図をつくったことが生きてくるのだ．論理構成がいい加減では，プロの添削者でもお手上げである．ここが最重要ポイント．論文執筆前の設計図の重要性は強調しすぎることはない．

　トピック文を英文にしたら，かたっぱしからワープロソフト（ワード）でパソコンに打ち込んでいこう．それを並べて眺めながら，あいだに説明文，展開文を付け加え，膨らませていけば段落は完成する．

　＋　設計図で，全体の論理構成を担保する．
　＋　英語は直訳ではなく，概念を考え，概念を英語で表現する．
　＋　トピック文を英語で「表現」し，説明文を付け加えていく．

Title page

　Title page には，①正式題名，②筆頭著者の名字とショートタイトル，③著者の姓名，MD, PhD などの学位，所属，④連絡先の住所，⑤ファックス番号，電話番号，電子メールアドレス，⑥研究費や利益相反（COI）についての情報を記載することが多い．投稿規定をよく確認のこと．以上を1枚にまとめる．Title page は1ページ目にあたるが，普通ページ番号を振らない．2ページ目からページ番号を入れる．論文原稿は査読者にしっかり読んでもらえるので，学会の応募抄録のように奇をてらい目を引く必要はない．学術的に格調高いタイトルを考えよう．できるだけ簡潔に，しっかり具体的情報を込めるのは学会抄録も論文原稿も同じである．

　＋　論文のタイトルは奇をてらわず，コンパクトに具体的情報を込める．

Abstract and Key words

　順番では，タイトルの次のページにくる．設計図がすでに完成している

ので，先に抄録を完成させる必要はない．抄録作成は本文完成後に本文のトピック文を組み合わせて編集し作成する．通常，structured abstract といって投稿規定で構成が指定されるので，それに従う．一般に学会応募抄録は字数制限が厳しいため，背景を述べる余裕がなく，背景を飛ばしていきなり目的から始めることも多い．一方，論文抄録ではしっかり背景を述べたほうがよい．本文から Introduction を含めて Methods, Results, Discussion からパラグラフごとにトピック文を抜き出し，設計図を参照しながら編集すればよい．先に抄録を作成してから抄録に基づいて本文作成に取りかかるという手法もあるにはあるが，英語抄録を完成させるのに労力を要し，後で本文を修正するたびに抄録も修正する必要が出てくる．二度手間である．

 抄録は本文完成後にトピック文を組み合わせ，投稿規定のスタイルに従って作成する．

Introduction（Background）を書く

　Introduction は通常 2〜3 のパラグラフから構成される．繰り返すが，Introduction は重要だ．書き始めはその分野の専門家なら誰でも賛成する内容，すなわち general 文から入る．関連文献の Introduction を参考にしよう．論理の流れはできるだけシンプルに．一例をあげて説明する（Claessen G et al, JACC Cardiovasc Imaging 2016;**9**:532-543）．本論文のタイトルは，"Accuracy of Echocardiography to Evaluate Pulmonary Vascular and RV Function During Exercise" である．筆者の専門とする分野で恐縮であるが，運動負荷中の心エコー法による肺高血圧および右心機能の評価が正確か否かという検討を行った臨床論文である．この論文の Introduction は 3 つのパラグラフからなる．

There is broad agreement that exercise induced pulmonary hypertension is an important clinical finding with diagnostic and prognostic utility in a broad range of cardiac and pulmonary vascular conditions (1). Echocardiography remains the primary screening tool for pulmonary vascular disease. However, echocardiographic estimation of pulmonary artery pressure (PAP) during exercise is not routine because of concerns regarding the imprecision and lack of standardization of exercise measures (2,3).

書き出しで，心臓や肺血管系の種々の疾患において運動によって誘発される肺高血圧は重要な臨床的意味をもち，かつ予後に影響することを述べている．これが general 文にあたり，専門家なら賛成する内容である．次いで心エコーが肺血管の疾病のスクリーニングに用いられていることを述べ，しかし現在の問題点として，運動負荷時の心エコーによる肺動脈圧の計測は誤差の存在や運動負荷の標準化がなされていないためルーチンでは行われないことを述べている．general 文から問題点に至る．

Recent studies demonstrated a consistent nearly linear relationship between changes in PAP and cardiac output (CO) (1,4–6) with an expected increase in mean pulmonary artery pressure (mPAP) of ~1 to 2 mmHg/l/min of CO representing a normal pulmonary vascular response and any value greater than 3 mmHg/l/min being suggestive of pathology (1). This represents a more physiological appraisal than single peak exercise measures as the flow–dependent characteristics of the circulation are encompassed in the separation of normal from abnormal. Although the advantages of an approach incorporating PAP in relation to CO or exercise intensity are now well accepted, the accuracy and precision of noninvasive estimates of these relationships remain to be proved against gold standard measures.

次のパラグラフでは比較的最近の論文を引用し，新たな肺高血圧評価法の可能性について述べている．しかし未解決の問題として，この評価法の正確性については標準的な方法との対比がなされておらず，明らかにされていないことを述べている．

We sought to validate echocardiographic measures of PAP and CO during intense exercise compared with the reference standards of invasive PAP and exercise cardiac magnetic resonance (CMR), having previously validated this against direct Fick measurements of CO (7). Thus, echocardiographic measures were compared

格闘技

　これからはじめて論文を書こうという先生方にはあまり聞かせたくない話であるが，筆者を含め経験者は身に沁みていることだろうと思う．論文を提出しても，それで終わりではない．その後のほうが大変だ．運命は5つに分かれる.

① 編集長レベルでリジェクト.
② 査読者に回ってから，リジェクト.
③ 大幅改訂を要求され，新規 de novo 査読.
④ 小改訂で OK.
⑤ そのままで採用.

　トップジャーナルの場合，④や⑤はまず有り得ない．③をもらったら，アメリカ人はとりあえず大喜びし，シャンパンをあけてお祝いする．やれやれ，日暮れて道遠しである．しかし，実はここからが面白い．論理バトルの始まりだ．トップジャーナルの査読者ともなれば，査読内容の適否はともかくとして，論理力のかたまりである．いろいろなところの不備を指摘してくる．これらに論理的に反論するか，あるいは素直に従うのである．査読者がパーフェクトに内容を理解できているとは限らない．素直に従うと，なかには論文の趣旨を外れ，訳がわからない論文ができあがることもある．あまり意味のないことに大変な労力をつぎ込まないといけなくなることもある．そういう不当と思われる要求には，論理的に反撃に出るのである．しかし，反撃には大きな危険を伴う．できれば反撃はしないに越したことはない．向こうが生殺与奪の権を握っているのである．しかも査読者は有名な権威のある方（のはず）である．実は若手の生意気なおにーさん（おねーさん？）のほうが厳しかったりもするが.

　反論する場合は，感情的にならないように，あくまで論理的に．これはバトルだ．論理の格闘技だ．そのためには，普段から，筋トレならぬ論理トレーニングをしておかなければならない．「設計図」は大事なのである.

　論理的に十分反論できていないのに，データの追加や原稿の訂正をしてこない投稿者もいる．こういう場合，トップジャーナルなら即落ちだ．せっかく major revision にかかったのにもったいない．「残念だけど，またきてね」という返事がきておしまい．他にいくらでもよい論文原稿が届くからだ．あくまで決定するのは査読者ではなく編集者であるが，通常査読者は編集者のお気に入りなので，査読者がダメといっているのに理由なく評価がひっくり返ることはない.

with those from a hybrid invasive CMR technique in healthy subjects and patients with pulmonary vascular pathology. Furthermore, the use of CMR as a gold standard for right ventricular（RV）measures enables us to simultaneously validate echocardiographic measures of RV functional reserve.

　このパラグラフでは，論文の著者らが何を明らかにしようとしたか，研究の目的を述べている．以上が標準的な Introduction のスタイルである．Introduction のロジックは単純かつ明快に，引用文献もロジックを担保するのに必要最小限のキーペーパーに限定する．Introduction に引用してもらえるような論文は格調高い．

　Introduction で「〜に関する研究は少ない」という内容をよく見かけるが，「少ない」だけでは一流誌には採択されない．些細なことであっても何が新しいかを表現することが大切である．

+ Introduction は，シンプルかつ論理的に組み立てること．
　+ general 文から始め，問題点，目的へ．
　+ 何が新しいかを表現する．「少ない」だけではダメ．

Methods を書く

　方法については，まったく新しい方法でない限り，すでにいくつか論文が出ているはずである．複数の論文を参考にしながら，自分の論文の実情に合わせて書き上げよう．英借文だ．ただし1つの論文のデッドコピーはご法度である．必ず自分の論文に合わせて編集すること．先ほど引用した論文（JACC Cardiovasc Imaging 2016;**9**:532–543）の Methods の項立てをあげておく．

- Subjects
- Study design
- Echocardiography
- CMR equipment, image accuisition, and analysis
- Statistical analysis

まず最初に対象（Subjects）について述べる．論文には選択バイアスがつきものなので，対象の選択基準・除外基準をはっきり記載する．この論文では次に運動負荷など研究の方法を述べ，次いで肺高血圧の主要な方法論である心エコーおよび CMR について，それぞれ項立てして記載している．Methods と Results の章は自信があれば他の論文を参考にしながら，いきなり英語で書き下してもよい．英語に自信のない人は段落ごとに日本語で見出しをつくり（トピック文），それをみながら英語に直す．

動物実験の場合でも，臨床研究の場合でも，その施設の倫理委員会の許

Column

32 外科医と論文

さて，なぞなぞを1つ．「外科医と，論文書きの共通点は何？」答えは本 Column の最後にあるが，飛ばし読みしないように．

ある外科の教授が内輪の会で「論文はある程度は必要だが，外科医のくせに（?）インパクトファクターが高すぎる奴は（外科医として）信用できん」とおっしゃっていた．筆者も留学中工学部に籍を置いていたが，大学院生から「お医者さんなのに論文を書くんですか？」と質問され驚いた．医師免許をもっていて，"アメリカでは"高収入が約束されているのに，異国の地までやってきて研究者をやっているなんて，アメリカ人の目には，奇人変人に映ったようである．もっとも，そういう奇人変人を快く受け入れてくれるところが彼の国の懐の深いところではある．おっと，この Column はそういう話ではなく，論文の revise の話である．論文を投稿して，幸いにも，「改訂すれば載せてあげるよ」という色よい返事が返ってきた場合である．

あまり経験のない先生方は，張り切ってどんどん直そうとする．指摘されていないところまで，この機会にもっとよくしようと手を入れようとする．しかし，これは間違い．前回投稿した論文原稿は，それだけで一応完結している「生体」だ．「生体」の全体を考えながら，すなわち整合性を保ちながら，指摘されたところだけに，必要最小限のメスをいれる．指摘された病巣はしっかり取り除き，かつ修復しなければならないが，文句のついていないところに勝手に追加したり変更したりしてはいけない．そんなことをすれば，新規投稿（別人）になってしまい，編集者や査読者の仕事を増やすことになる．

論文の改訂作業は，外科の先生方が病巣はしっかり切除し，かつ必要最小限の侵襲にとどめようとするのに似ている．冒頭のなぞなその答えは，「どちらもできるだけ低侵襲になるように仕事をする」である．ただし，病巣を取り残してはならない．指摘されたことはしっかり対応しなければならないことは無論である．

可を受けたことを記載する．臨床研究では，書面にてインフォームド・コンセントを得たことを明記する．

> All patients gave written informed consent, and the study was approved by the institutional review board at X hospital.

これは「Subjects」の項目の最後に書く．

 + 方法は過去の文献を参考に，自分の論文に合わせて編集．
+ 対象では選択基準・除外基準をはっきり記載する．

統計処理についての記載

　Methods の最後には，統計解析について，どのデータに対してどのような統計手法を使ったかを記載する．既存の論文の「Statistical analysis」の項のスタイルと文章を参考にしよう．医学統計解析についてはここで詳しく述べる余裕はないが，一流誌に投稿する場合には必ずチェックされる．統計は自分でパソコンの統計ソフトを使って処理することになるだろうが，データの性質にあった，適切な解析手法を使うことが重要である．

① データの性質を把握する［計数的データ（名義尺度，順序尺度，順序分類尺度）であるか，連続量データ（計量尺度）であるか］．

② 一見計量的データであっても，そのデータが得られた過程に注意を払う．

③ 正規性に関する検討を行う．連続量データは正規分布を前提に検定を行うことが多いので，正規性がみられない場合には，対数変換やべき乗変換を考慮する必要がある．

④ 連続量データは，図17 にあてはめて検定法を選択する．

　群間比較では3群以上の比較に Student's T-test を用いてはならない．もしも3群以上の比較に Student's T を用いると，棄却域が大変大きくなってしまい，有意差が出やすくなってしまうためである．多群比較にはANOVA を用いる．

　最近はアウトカムをみる臨床研究も多い．アウトカムに関連する因子の検定には多変量解析を用いる．「事象の起こりやすさ」をみる場合にはCox 比例ハザード回帰分析によるハザード比，「事象あり」の可能性をみる場合にはロジスティック回帰分析によるオッズ比，アウトカムが連続数

115

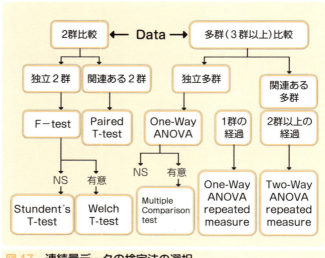

図17 連続量データの検定法の選択

で表される場合には，重回帰分析をそれぞれ用いる．いずれも解析しうる説明変数の数は症例数で規定されるので，症例数が少ない場合は注意が必要である．詳細は成書を参照されたい．

　臨床論文のスタイルも時代とともに変遷してきた．統計解析手法についてもしかりである．最近では大学で臨床研究支援の一環として臨床統計学の専門講座を設けるところも増えてきた．そのような講座では大学院生や若手研究者のために解析マテリアルを探しているところもある．win-winの関係になれるかもしれない．関連大学の臨床統計学の教室に相談してみるのも一法である．

Results をまとめる

　Results の項立ては，Methods の順番に準じる．臨床論文の場合，subjects に対応するのが patient characteristics である．これは簡潔に表にまとめることが多い．論文で強調したい主要な結果は，グラフを使ってわかりやすく表示する．次に主張したいやや細かなデータは表にする．設計図の段階から，まず図や表をつくっておく．図ができたら同じ分野の論文の図説を参考にしながら図説（Figure legends）をつくる．これは短い文章

でパターンも決まっているので，英文でも楽勝のはずだ．これで大分気が楽になる．設計図に図表の縮小コピーを貼り込む．そうしておいてから，設計図を眺めながら Results の本文を考える．

本文と図や表とのデータの重複を避けること．初心者は Figure や Table で述べたデータと重複して本文にも数字を記載しがちであるが，その必要はない．Figure や Table があれば，本文には数字を入れずにどのようになったかだけを簡潔に記載すればよい．

Results は，結論を引き出すのに最小限必要なものに限定する．苦労して計ったからといって，結論を導くのに必要のないデータを長々と記載しない．結論を裏づけるデータがあれば短くても十分である．時間のない査読者はわかりにくい論文を敬遠する．Methods, Results, 特に図表の書き方は投稿しようとする雑誌のスタイルを参照すること．脚注のマークの順番は投稿規定に従う．規定がない場合には，一般に，＊†‡§¶∥＊＊ の順に使う．自分で勝手に☆などの印を使ってはいけない．

英文の表には縦線は入れない（☞Column 27，p93）．図表には原則として略号は使わない．使ってもよいが，図表に略号を入れる場合は，図は Figure legend に，表は脚注に，必ず full spelling で説明を入れる．図表を拾い読みする読者が多いためである．有効数字にも注意を払おう（☞Column 15，p42）．有効数字がでたらめだと論文の科学性まで疑われる．こんな細かなところにも論文投稿に慣れているかどうかが現れるのだ．

正規分布を示すデータを表す場合，グラフに標準偏差（SD）を入れる．たまに標準誤差（SE）を入れている Figure を見かけることがあるが，SE はデータの分布ではなく平均値の分布を示すので，グラフの見栄えがよいからといって SE を使うべきではない．データの分布を表すには SD を使うべきである．

当然のことだが，データは可能な限りバイアスを排除し，正直に扱うこと．論文は科学史に残る公式記録である．一度でもデータに不正があれば，その人ばかりではなく，共著者全員の汚点となる．残念ながらデータ捏造事件があとを絶たない．スキャンダルである．科学者である前に，人間として恥ずかしい．

 本文と図表のデータの重複に注意する．
　　　　　グラフでは，標準誤差ではなく標準偏差を用いる．

117

Discussion を書く

　一番自由度の高いところ，一番書きがいのあるところである．それだけにむずかしい部分でもある．いきなり英語で書き始めるのはやめよう．設計図を眺めながら，論理の流れをつかもう．

　一般的な Discussion の構成を 図15 に示した（☞p105）．最初のパラグラフには本研究の結果のサマリーを書く．古いスタイルでは最初に従来の報告がくるが，時間のない読者や査読者には本論文の結果のまとめが冒頭にくるスタイルのほうが好まれる．

　次のパラグラフには，文献を引用しながら，従来どのようなことがいわれていたかを書く．さらに，本研究と同じ点，相違する点をまとめる．そしてなぜ従来の報告との違いが生じたかを考察する．スペキュレーションと断ってから，メカニズムについて考えうる仮説を述べるのは構わない．ただし根拠のないオーバーディスカッションは避けよう．査読者からさらにデータの追加を要求される．やぶ蛇である．

　臨床論文なら，clinical implications を忘れずに．患者さんにとって，今はなくとも将来どういうメリットが出てくる可能性があるか．診断，治療を変えうるか．ここでは多少夢を語ってもよい．

　limitations では論文の限界を書く．ただし，謙遜する必要はまったくない．限界をはっきり認めるとともに，限界はあってもこういう結論はいえるのだということを強調して終わる．限界を書きっぱなしにしない．限界を述べた後に，"Nonetheless, ..." として限界はあっても付加価値はあることを主張することを忘れない．

　たとえば，次のように書くことができる．

> Although assessment of multiple views is indispensable in standard dobutamine stress echocardiography, we could not perform standard dobutamine stress echocardiography with multiple planes because of the prototype off-line nature of the MVG analysis systemavailable. Nonetheless, MVG has a potential advantage over the conventional methods because MVG could detect ischemic segments even in patients with single-vessel coronary artery disease during submaximal dobutamine challenge, where the conventional methods failed to demonstrate the abnormality.
> （Tsutsui H, Uematsu M et al, J Am Coll Cardiol 1998;**31**:89-93）

ポジティブに文章を終える．限界を述べたままで終わってはいけない．
最後に Conclusions としてパラグラフを分け，結論をまとめる．

+ Discussion は，標準的な構成で書く．
+ Limitations は，できるだけポジティブに締めくくる．

Acknowledgments

　謝辞には，この研究の遂行に際して受けた研究助成や，援助を受けた人
たちについて述べる．共著者にするには基準を満たさないが，研究を遂行
するにあたり，お世話になった技師さんや秘書さんなどは謝辞に記載す
る．最近では，謝辞に述べられた個人からも同意書や COI を要求する
ジャーナルが増えた．

References

　引用文献は正確に，スタイルは必ず投稿規定に従うこと．文献の校正は
きちんと行おう．特に著者名のスタイル，つづりには細心の注意を払おう．
引用文献のスタイルは投稿先によって異なる．必ず投稿先のスタイルに合
わせよう．特に投稿先を変えて再投稿する場合は要注意である．EndNote
という文献ソフトを使うと，インターネット環境にあれば論文検索もでき，
いちいち手入力しなくても文献をインポートできる．PubMed などがミ
スをしていない限り，タイプミスも防ぐことができる．ありがたいソフト
である．本文中に文献の ID を挿入するだけで，本文中に投稿予定ジャー
ナルの指定形式どおりに引用してくれ，かつファイルの末尾に文献リスト
をジャーナルに合わせて自動的に生成してくれる．最後に文献リストを適
切な位置に移動するだけで References ができあがる．ぜひ暇のあるとき
に購入し，インストールして使用法に慣れておこう．
　Introduction で引用する論文は，主要な論文数編に限ろう．Introduction
の項で述べたように，できるだけシンプルなロジックで攻めよう．ここで
引用した文献の著者に査読が回る可能性は大きい．引用には気を配ろう．
その分野での大御所のキーペーパーは必ず引用すること．有名な査読者に

回り，その人の論文が無視されていると，著者は不勉強の誹りを免れないであろう．その分野でキーとなる論文を書いている知り合いがいれば，儲けものである．必ず引用しよう．

　論文全体の引用文献の数は，おおよそ 20〜30 程度を目安にする．多ければよいというものではない．引用は原則として査読のある英文誌で，抄録は引用しない．自分の書いた論文で，採択され，まだ掲載されていない論文は in press として，雑誌名とともに掲載可能である．

　👉　引用文献には，細心の気配りを．

Figure legends

　図はパワーポイントなどのプレゼンテーション・ソフトで作成することが多いが，Figure 1 など図の番号や図の表題，説明は図には書き入れない．図の表題や説明は Figure legends として，References の後，改ページして，ダブルスペースで本文と同様にワープロソフトでつくる（図 12）．図のシンボルや略号は本文に説明があっても，図説の中できちんと定義する．図

Column
33　　図表のインパクト

　論文には本文の他に，図表がある．インパクトの強い順でいうと，図＞表＞本文である．図や表を漫然と入れてはいけない．重要性がぼやけてしまう．そのうえ，図表を増やすと出版コストがかかるので，編集者に嫌われる．投稿には不利だ．

　強調したいメインの結果は，わかりやすくグラフ化して図にする．あまり強調したくはないが，入れなければならないデータは，できるだけ少ない数の表にする．あまりいいたくないことは，本文中にさらりと述べる．こうすることにより，読者も理解しやすくなる．別にズルをしているわけではない．抄読会のときを考えてみてほしい．忙しいときは，abstract を読み，まず図と図説をみる．図は最重要なデータが含まれているので，これで大体のあらすじがわかるのである．患者さんへの説明でも，言葉だけでなく，画像診断の絵をみせたり図を書いて説明したりすれば，患者さんが納得しやすいのと同様だ．「百聞は一見にしかず」である．

と図説のみを読む読者のためである.

 プレゼンテーション・ファイルとは異なり，図の中に表題や図説は入れない.

Tables

　表は一つ一つ改ページし，テキストの最後に付け加える（図12）．脚注のマークは，投稿規定に従うか，＊†‡§¶∥＊＊を用いる．縦線は入れない（☞Column 27, p93）．横線を使い，数字の小数点の位置をきちんと揃える．略号は脚注で説明する．表の数値に誤りはないか，必ず何度も校正しよう.

 Table は，テキスト原稿の最後につける.

Figures

　図は，典型例の原画像データや，特に強調したい結果のグラフを示すのに用いる．Web 投稿の場合，投稿規定を参照して指定されたファイル形式（jpeg, pdf, tiff など）や解像度を守る．最近は少なくなったが，印刷した図を送付する必要がある場合には，コピー用紙ではなく，厚手の写真用光沢紙を用いる．プリンタは色調を考えるとトナー式よりもインクジェット式がよい．裏面に，手書きでよいので図の番号，筆頭著者名，ショートタイトル，およびどの面が上にあたるかを示すために Top の表示を記入する．グラフは基本的にはコントラストの強い線画にする．線画はあまり細い線を避け，実際に縮小印刷された場合に適当な太さになるように線の太さを考慮する．グラフはわかりやすくカラーにしてもよいが，著者にカラー印刷の追加コストを請求するジャーナルもあるので，投稿規定を参照しよう.

　図や写真の著作権については細心の注意が必要である．初出かつオリジナルな図であれば問題ないが，他の出版物に使用した図や写真は，自分が作成したものであっても，決められた形式に従って出典を明示するとともに，もし出版が決まった場合には書面で著作権者（多くの場合，前出の雑

誌の出版元）の許諾を得ることが必要である．相手が日本語の雑誌であっ
てもしかり．これを守らないと著作権を侵害するのみならず，二重投稿と
みなされ，大変なことになる．原著論文では，原則としてオリジナルな図
や写真を使い，図や写真の引用は避けること．いったん日本語で論文にし
てしまうと，その図や写真は英文原著には使えなくなると考えてよい．大
切なネタは頑張って英文にチャレンジしよう．例外的に二重投稿が認めら
れる場合もあるが，双方のジャーナルの編集長の合意が必要であり，煩雑
である．

　✦ 図のファイル形式や解像度に注意．
　✦ 原著論文にはオリジナルな図を使う．

Title を推敲する

　Title は重要である．ある程度目を引くように，しかも上品に．学会応
募ではないので，スポーツ紙の見出しのように派手ではいけない．論文の
具体的な内容，主張がわかるようなタイトルが好まれる．工夫しよう．
Title は本文がほぼ完成してからもう一度熟考すべきだ．

　A study on acute myocardial infarction

などは，具体性がなく問題外である．まず査読者の目を引くことが大切な
学会抄録の場合では，

　Is X effective on Y?
　Who should undergo X treatment?: comparison of Y and Z

など，疑問型や強調型の表現が効果的なこともある．一方，論文の場合，
査読者は比較的時間をかけて読んでくれるので，客観的かつ具体的なスタ
イルが好まれる．たとえば，

　•Mechanisms of Myocardial Ischemia in Hypertrophic Cardiomy-
　opathy: Insights From Wave Intensity Analysis and Magnetic
　Resonance（Raphael CE et al, J Am Coll Cardiol 2016;**68**:1651–1660）

- Association of B–Type Natriuretic Peptide With Survival in Patients With Degenerative Mitral Regurgitation（Clavel MA et al, J Am Coll Cardiol 2016;**68**:1297–1307）
- Effect of regional versus local anaesthesia on outcome after arteriovenous fistula creation: a randomised controlled trial（Aitken E et al, Lancet 2016;**388**:1067–1074）

これらは，コンパクトに具体的な情報が込められている．

👉 **タイトルには具体性を込め，論文原稿完成後にもう一度熟考しよう．**

Abstract を書く

　ここまで完成していれば，Abstract の作成は容易である．各段落のトピック文を中心に組み立て，字数制限内に短くまとめる．最近は 250 語程度の structured abstract を要求されることが多い．structured abstract とは，Objectives, Background, Methods, Results, Conclusions といった見出しのついた抄録である．学会応募の際の目を引くための Abstract とは異なるので，学会応募抄録の横流しではダメ．あまりセンセーショナルに書く必要はない．あくまで客観的に，上品に，淡々と，設計図のトピック文を中心に書き下ろそう．

　抄録の標準的な構成は Background, Methods, Results, Conclusions であるが，時代とともに structured abstract の構成にも変遷がみられる．たとえば JAMA における臨床介入研究では，Importance, Objective, Design, Setting, Participants, Interventions, Main outcomes and Measures, Results, Conclusions and Relevance といった構成になっている．投稿規程（Instruction to authors）を確認しよう．

　先ほど Introduction のところで引用した論文の Abstract を，例としてあげておく．

1 英語抄録

2 英語による口頭発表

3 話すための英語

4 いよいよ英語論文

5 論文を書くための英語

付録

123

Title：Accuracy of Echocardiography to Evaluate Pulmonary Vascular and RV Function During Exercise

Abstract

Objectives：The authors have compared exercise echocardiography and exercise cardiac magnetic resonance imaging with simultaneous invasive pressure registration (ExCMRip) for the assessment of pulmonary vascular and right ventricular (RV) function.

Background：Exercise echocardiography may enable early diagnosis of pulmonary vascular disease, but its accuracy is untested.

Methods：Exercise imaging was performed in 61 subjects (19 athletes, 9 healthy nonathletes, 8 healthy BMPR2 [bone morphogenetic protein receptor type II] mutation carriers, 5 patients with new or worsening dyspnea after acute pulmonary embolism, and 20 patients with chronic thromboembolic pulmonary hypertension). Echocardiographic variables included mean pulmonary artery pressure (mPAP) and systolic pulmonary artery pressure (sPAP), cardiac output (CO), RV fractional area change, tricuspid annular systolic excursion, and RV end-systolic pressure–area ratio as a surrogate measure of RV contractile reserve. ExCMRip provided measurements of CO, RV ejection fraction, mPAP, sPAP, and RV end-systolic pressure–volume ratio at rest and during exercise. Abnormal pulmonary vascular reserve was defined as mPAP/CO slope >3 mmHg/l/min by ExCMRip.

Results：Echocardiographic determination of mPAP/CO was possible in 53 of 61 subjects (87%). mPAP/CO by echocardiography was higher than that obtained by ExCMRip (+0.9 mmHg/l/min; 95% limits of agreement, –3.6 to 5.4), but enabled accurate identification of patients with abnormal pulmonary vascular reserve (area under the receiver-operating characteristic curve, 0.88 [95% confidence interval (CI): 0.77 to 1.00; p<0.0001]). Simplified relationships between sPAP and exercise intensity had similar accuracy in identifying subjects with pulmonary vascular disease (area under the receiver-operating characteristic curve, 0.95 [95% CI: 0.88 to 1.01]; p<0.0001). RV fractionalarea change by echocardiography correlated strongly with RV ejection fraction by ExCMRip, whereas a moderatecorrelation was found between tricuspid annular systolic excursion and RV ejection fraction. A moderate correlation was found between ratios of peak exercise to resting RV end–systolic pressure–area ratio and RV end–systolic pressurevolume ratio（r=0.64; p<0.0001）.

Conclusions：Echocardiographic estimates of RV and pulmonary vascular function are feasible during exercise and identify pathology with reasonable accuracy. They represent valid screening tools for the identification of pulmonary vascular disease in routine clinical practice.

（Claessen G et al, JACC Cardiovasc Imaging 2016;**9**:532–543）

利益相反（COI）の開示

　第2章でも述べたが，論文投稿では利益相反（COI）の開示が要求される．論文著者の金銭的関係が当該研究にバイアスをもたらす可能性があるためである．一般的には，研究助成金，謝礼，特許料，ライセンス料，雇用関係，顧問契約，その他旅費などが含まれる．以前には研究助成のみ開示することが多かったが，最近はCOIとしてまとめて開示するようになった．開示すべき内容や金銭的支援の程度は投稿誌ごとに異なるのが現状で，開示方法とともに投稿規定に定められているのでそれに従う．

　学術論文のCOIに関する指針としてInternational Committee of Medical Journal Editors（ICMJE）が定めたものがある．①直接的な利害関係，②直接関連しないが影響する利害関係，③特許，商標，著作権などの知的財産，④その他，について行うとしている．いずれにしてもCOIの記載方法は未だ流動的である．投稿先の投稿規定に従うことが重要である．COIには民間企業だけではなく公共機関，慈善団体なども含まれる．COIに「なし」と宣言した場合，これらからまったく補助を受けずに自腹で研究を行い，論文を完成させたことになる．意図せず虚偽の申請をしないよう注意しよう．

 投稿規定に従い，COIを記載する．

推敲する

　できあがった原稿は，必ず指導者にみてもらう．思わぬ点を指摘されることがある．

　指導者に出しても原稿がまったく返ってこない場合がある．5つの理由が考えられる．①他に緊急事態が発生していた．②論文の出来が悪かった．③指導者の能力不足．④海外出張で不在だった．⑤単に忘れていた．

　多くの指導者は，論文に関しては貪欲な人が多いので，⑤であることはまずない．残念ながら②であることが多い．添削者は英語表現のまずさよりも，むしろ論理構成の誤りで引っかかり，先に進めなくなっている．でも落胆してはいけない．誰でもそんな原稿を書いた時期があったのである．指導者は忙しい．1週間経って原稿が返ってこなければ，どうだったか"さりげなく"尋ねよう．返ってくるまで何度でも．どこが悪かったか，何が足りなかったか，コメントをもらうだけでもよい．コメントをもらって自分で手直ししてしつこく再チャレンジである．1回渡してそのまま遠慮していたのでは，まず原稿は返ってこない．論文を書いたからといって怒る指導者はいない．安心して催促しよう．

　指導者にも同僚にもみてくれる人がいなければ，1週間程度おいて自分で読み返してみる．できれば，reviewer の目，読者の目を意識して客観的に読み返してみる．限られた分野の人にしかわからない略号が頻出していないか．読者に親切か．わかりやすい論理構成になっているか．結論をサポートするだけのデータが示されているか．初心者は，無駄な労力を省く意味でも，最初の設計図の段階で，指導者のチェックを受けておくこと．

　共著者は論文内容について責任を負う．そのため，投稿前に全共著者の了解を得る必要がある．電子メールで共著者全員に原稿を送り，投稿について了解を得よう．忙しい共著者からは，なかなか返事が返ってこないこともある．期限までに返事がなければ，投稿について了承したものとさせていただく旨をメールに記載しておくのも一法である．

＊論文は必ず指導者にみてもらおう．
＊共著者には事前に了解を得ること．

投稿規定のチェック

　必ず熟読し，チェックすること．論文のスタイルについては投稿先の雑誌の最新号の掲載論文を参照し，合っているかどうか確認すること．

カバーレターをつける

　カバーレターは必ずつける．参考までにカバーレターの例をあげておく．ただしそのままコピーしてはダメである．自分の論文に合わせて工夫し，情熱をもって自分の論文を売り込もう．基本は，投稿先のジャーナルにとって投稿内容がいかにふさわしく，読者にとって価値があるかを強調する．忙しい査読者やエディターへの感謝の気持ちも込める．

▌カバーレターの一例

June xx, xxxx
John Doe, MD
Editor-in-Chief
Journal of X
1234 Heaven Street
Heaven-City, XX 12345
U.S.A.

Dear Dr. Doe:

　We are submitting our manuscript entitled "Peak Negative Myocardial Velocity Gradient as a Noninvasive Indicator of Left Ventricular Diastolic Function: Comparison with Transmitral Flow Velocity Indices", which we would like considered for publication in the Journal of X. All authors understand that (1) the manuscript is not under consideration elsewhere; (2) the contents of the manuscript have not been previously published except as an abstract; and (3) all authors have read and approved the manuscript. All authors have no commercial associations that might pose as a conflict of interest in connection with the manuscript.

We have previously introduced myocardial velocity gradient as a new indicator of regional myocardial contraction that is independent of the translational motion (Uematsu, M, et al, J Am Coll Cardiol 1995;26:217-23; Uematsu, M et al, Am J Cardiol 1997; 79:237-241). This methodology has been shown sensitive in detecting ischemic myocardial segments (Tsutsui, H, et al, J Am Coll Cardiol 1998;31:89-93). However, only limited data exist regarding the diastolic myocardial velocity gradient as an indicator of left ventricular diastolic function. The present study assesses the clinical significance of peak negative myocardial velocity gradient as a noninvasive indicator of left ventricular diastolic function, and its relative independence of preload alterations was tested as compared with Doppler transmitral flow indices in clinical settings. We believe this paper would be of substantial interest to the readers of the Journal of X.

Thank you very much for your attention to this matter. We look forward to hearing from you in the near future.

Sincerely,

Masaaki Uematsu, MD, PhD
Corresponding author
Department of Y
National Z Center

 カバーレターで編集者に自分の論文を売り込もう.

翻訳業者への翻訳や校閲の依頼

　業者の選択は重要である．英語が母国語の人に英語の添削を頼むのは一見よさそうだが，母国語だからといって必ずしも適切に論文を直すことができないことは，その辺の日本人のお兄さんを捕まえてきて日本語の医学論文の添削を頼めるかどうか考えてみれば明白である．すぐれた論文を書くことのできるような医学的知識のある英米人は忙しく，よほどコネでもない限り，人の論文の世話をする義理はない．したがって，依頼するなら費用をケチらずその分野で実績のあるプロフェッショナルに依頼しよう．

業者に依頼する場合でも，先ほど述べた論理構成は自分でしっかり考えておく必要がある．英語が添削されて流暢な英文になって返ってきたとしても，そのままで喜んではいけない．英文は正しくなったが，内容がごっそり変わってしまっているということが起こりうるのだ．反対の意味になっていることすらある．添削者は日本人の書く英文を誤解することがある．返ってきた英文はそのまま鵜呑みにせず，ちゃんとチェックしよう．引用文献のスタイルのチェックや英語の「てにをは」直し程度に割り切って利用するのがよい．あくまで責任は著者にあるのだ．過大な期待は禁物である．

表8 論文チェックリスト

- □ 設計図の論理構成に矛盾はないか
- □ 設計図に基づいた構成になっているか
- □ Introduction は general 文から始まるロート型の構成になっているか
- □ Introduction は簡潔か
- □ 対象の inclusion, exclusion criteria ははっきりしているか
- □ 方法論は項立てして簡潔に記載されているか
- □ Results は方法に対応しているか
- □ Results から結論が導けるか
- □ 結論を導くのに不要な Results はないか
- □ 図表は重要なものに絞られているか
- □ 図表と本文のデータが重複していないか
- □ Limitation では，ポジティブに文章を終えているか
- □ 本論文と関連の乏しい内容を Discussion に長々と記載していないか
- □ Introduction と Discussion が重複しすぎていないか
- □ Title と Conclusions は対応しているか
- □ スタイルは投稿規定に従っているか
- □ 略号が多すぎないか
- □ 略号を説明せずに使っていないか
- □ 全角文字を使用していないか
- □ ①，②など特殊文字を使っていないか
- □ スペースの使い方は正しいか
- □ 図表と本文に単位を明示しているか
- □ 図説は図とは別に作成しているか
- □ 表に縦線を使っていないか
- □ 統計処理は適切か
- □ スペリングチェックを行ったか
- □ 文献のスタイルは適正か
- □ 接続詞を多用しすぎていないか
- □ あいまいすぎる表現を使っていないか
- □ 時制は適切か

　英文校閲が済めば，指導者にもチェックしてもらおう．英語の得意な人はよいが，不得意な人は英文校閲を受けてから指導者にみてもらおう．英文校閲前の，文法的に誤りだらけの英文を指導者に直させるのは，決して効率がよいとはいえない．指導者は医学専門家ではあるが，英語の専門家ではない．もちろん，内容に関しては設計図の段階でよく相談しておくこと．

　コネを使って，欧米の研究者にその人がまったく関与していない論文の添削を依頼し，その見返りに共著者に入れるということがあるようだが，それは一種の学術的賄賂である．頼まれたほうも，内容に責任がもてない場合には迷惑である．

　✦ 翻訳や校閲は，実績のある業者に依頼しよう．
　✦ 英文校閲の過信は禁物

チェックリスト

　論文が仕上がったら，表8のチェックリストに基づいてもう一度見直してみよう．

第 5 章
論文を書くための英語「虎の巻」

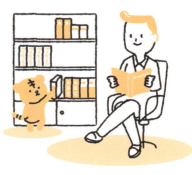

　学生時代の英語は，英文和訳中心の「読む」ための英語であったかもしれない．ところが，論文作成のための英語は，「書く」ための英語でなければならない．だが，そう心配することはない．学会発表や論文のための英語は，学校で習ったフォーマルな英語（受験英語）がベースとなる．受験英語のレベルは決して低くない．語彙数を考えても，医学英語よりも受験英語のほうが圧倒的に多い（図18）．高度な文法についても学習済みだ．受験英語の知識に一工夫すれば論文英語は何とかなる．中学，高校，大学教養と8年間の英語の勉強は無駄ではなかったのである．だが，現実に上手く書けないのはなぜか．残念ながら知識があることと，実践とは違う．これまで日本人の書いた多くの論文原稿を添削する機会に恵まれたが，その中でわれわれ日本人の陥りやすい誤りや，もう一工夫で断然よくなる点などをたくさんみてきた．ここでは，論文を書くための実践的な英語とは何かについて，皆さんにできるだけ簡潔に伝えたい．そして今更，英語の勉強にあまり時間を費やすことなく，論文を書くための英語を効率よく身につけていただきたい．

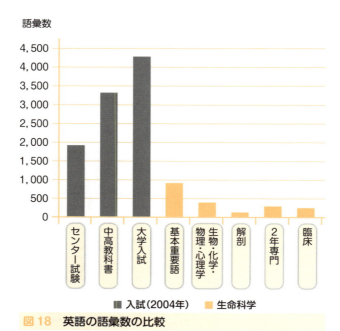

図18　英語の語彙数の比較

（JALT Journal 2006;28:115-134 および京都大学ライフサイエンス辞書プロジェクトより作図）

辞書の選び方，使い方

　論文英語を書くためには，まず辞書が必要である．最近ではインターネット上のオンライン辞書が無料で使えるようになり，いつでも最新の辞書を引くことができるようになった．一方，電子辞書の種類も豊富で，価格もこなれている．オンライン辞書だけではなく電子辞書もぜひ1台購入しよう．電子辞書のよいところは，軽量で持ち運びが容易でレスポンスが速いこと，複数の辞書間を簡単にジャンプできること，インターネット環境が不要なことである．辞書を引くストレスが激減した．パソコンやスマートフォンの辞書よりも軽快に作動するため，精神衛生上もよい．欠点としては，紙の辞書と違って一度に参照できる範囲が狭く，スクロールしなければならないため，解説の中で何が重要なのかがわかりづらいことである．したがって，英語学習の初心者には使いづらい．英語があまり得意でない人は，電子辞書に加えて必ず紙の学習英和辞典も購入しよう．

　電子辞書購入のポイントは，4つある．
① 定評のある学習英和辞典が含まれている．
② 語彙が豊富で専門用語もある程度網羅されている『リーダーズ英和辞典』および『リーダーズ・プラス』（この2つは研究社）が入っている．
③『新編英和活用大辞典』（研究社）が収録されている．
④ 定評のある英英辞典が収録されている．

　具体的な機種については，どんどん改良され新機種が出ているのでここでは述べないが，上記のポイントさえ押さえれば，メーカーによる機能の差はさほど気にしなくてよい．医学辞書が入ったものは高価であるうえに，医学は日進月歩のためすぐ古くなる．そのため，必ずしも必要ではない．店頭で手に取ってみて使いやすいものを選べばよい．それぞれの辞書について簡単に説明しよう．

▌学習英和辞典

　学習英和辞典は，学習という名前がついているが，決して初心者のための辞書ではない．英語を「書く」人にとっては必須の辞書である．『新英和中辞典』（研究社），『ジーニアス英和辞典』（大修館書店），『プログレッシブ英和中辞典』（小学館），『スーパー・アンカー英和辞典』（学研）など，各社から定番の学習英和辞典が出ている．日本人の英語学習人口が多いこ

との反映で，ありがたいことである．これらの中から実際に手に取ってみて，自分がみやすいと思うものを選べばよい．名詞の可算・不可算の区別や，動詞の自動詞・他動詞の区別，例文，文法の説明も詳しい．英語がそれほど得意ではない人は，全体感をみるために紙の辞書も併せて買うとよい．仕事には電子辞書，英語の勉強には紙の辞書がよい．幸いにもほとんどの電子辞書には，前出の学習英和辞典のいずれかが含まれている．

> 英語を「書く」場合，学習英和辞典を引く．

『リーダーズ英和辞典』『リーダーズ・プラス』

　英語を「読む」ための辞書である．文法や例文などの説明は詳しくないが，語彙数が多い．専門用語もかなり収載されている．医学英語用というよりも，いろいろな分野の翻訳に携わるプロにとっては定番の辞書．持っていて損はない．

> 『リーダーズ英和辞典』は翻訳のプロ御用達．

和英辞典

　英和辞典と異なり，和英辞典は電子辞書に入っているもので十分である．最近は随分よくなってきたが，和英辞典にあまり多くを期待してはいけない．和英辞典で引いた単語は，必ずジャンプ機能を利用してシソーラス（類義語辞典）を用いて類義語を検討し，適切なものを選び直すというプロセスがいる．さらに学習英和で例文，用法を確認する．英語を書く場合には，名詞では可算・不可算，動詞では自動詞・他動詞の区別をはっきり知っている必要がある．これらがあやふやでは正しい英文を書くことができない．このような作業を紙の辞書でやるとなると，莫大な労力が必要である．電子辞書なら簡単にできる．和英辞典はできるだけ新しいものがよい．古い和英辞典だとカビが生えたような古い英語表現が出てくることがある．アメリカ人もびっくりである．

> 和英辞典で調べた語句を使う場合，英和辞典または英英辞典，あるいはインターネット上で用法を確認する．

34 和英は「えーわ（英和）」

　和英辞典は最近かなりよいものが出回りだしたが，それでも信用するとたまに痛い目に遭う．ちょっと和英辞典に意地悪をしてみよう．「ふつつか」という，アメリカ人が決して使いそうにない単語を引いてみよう．ある和英辞典には，

Let me introduce to you my incompetent daughter.

という例文が出ていた．英語で本当にこんなこというのかなあと疑問に思い，アメリカ人に確かめてみると，"Never!" の一言．別の辞書には，

I give you my daughter, such as she is, and hope you will care for her over the years.

というのもあった．先ほどよりはましだが，時代がかっていて，200 年ぐらい前のアメリカ人がいいそうな例文だ．娘は品物ではない．フェミニスト団体から抗議を受けそうである．

　そういえば 20 年以上前の留学中のことを思い出した．娘の幼稚園の父兄会に行ったときのこと．「あなた方の子供たちのことを紹介してください」もちろん，英語である．医学英語ではない．まじめに研究生活を送っていたため，日常会話の語彙の少ない筆者にとっては大ピンチである．「うちの子は，引っ込み思案で，口数か少なくて……」と必死で頭の中で英作文をしていると，あに図らんや他のお母さんたちは，

　「うちのボブはとてもやさしくて，よく気がついて，賢くて……」

　「ジェシカはとっても活発で，いつも幼稚園のことをよくお話してくれて，ママのことをとっても大切にしてくれて……」

　何と，自分の子供のことを大絶賛するではないか．頭の中の英作文はすべて無駄になり，急遽自分の子供のよい点を探すことになったが，普段考えていないので，このときばかりは焦った．子供のよい点をみないといけないと思った．言葉は，文化でもある．文字どおり翻訳すると，とんでもないことになる．

　「うちの子は，性格が暗くて，頭が悪くて，あまりしゃべらなくて……」

などと親がいおうものなら，哀れみの目でみられ，ママたちにどん引きされ，友達もできなくなるかもしれない．場合によっては，虐待を疑われて当局に通報されるかも．危機一髪だった．

　偉い学者先生の作った和英辞典は，未だに危険なことがある．若い言語学者さんたちは権威にはものがいいにくいのだろうか．使ったことのない単語は，せめて英和（えーわ），できれば英英，Google，または PubMed でネイティブの書いた例文を確認しよう．和英は「えーわ」である．電子辞書のジャンプを使えば一瞬だ．

　どこぞの医学部の偉い教授先生の鑑定書で，泣きをみる現場の臨床医がいるのと同じかもしれない．ちなみに関西圏以外の方のために，大阪弁で，「もうえーわ」というと，褒めているのではなく "That's enough. You don't have to do it" という，ちょっと否定的な意味になる．ご参考まで．

▌『新編英和活用大辞典』

　　古くからある辞書だが，前置詞の組み合わせや状況に応じた用例を調べるのに重宝する．ネイティブではない英語を書く人にとっては今でも必須アイテム．たとえば study を引くと，study に関連する動詞，前置詞，副詞などの用例が豊富に提示される．何々というテーマに関する研究という場合，study in だったか，study on だったか，はたまた of だったかあやふやだとすると，この辞書を引き，study＋前置詞をクリックすると "a study on the subject" というのが出ている．またカント研究などでは "a study of Kant" という言い方もできることがわかる．悩みがただちに解消する．本書の前身は，American Journal of Physiology の Associate Editor であられた故佐川喜一先生が強く推薦されていた『新英和活用大辞典』（勝俣銓吉郎編）であったが，分厚く，引くのが大変だった．改訂され，電子辞書に組み入れられた．欠点としては例文が古いこと．言葉は生きている．今ではインターネットで検索すれば用例も簡単に得られる時代になった．しかしインターネットで用法を検索しても，その用例が正しく，標準的かどうかまではわからない．本辞書は正統的な語法を素早く調べるのに有用である．ぜひ電子版を座右に置きたい．

☞　正しい前置詞の用法チェックには『新編英和活用大辞典』を使おう．

▌英英辞典

　　電子辞書ではないが，『ロングマン現代英英辞典』は英語による平易な解説が秀逸，かつ新しいコーパスに基づく用例も豊富で，英和辞典ではわからない英語のニュアンスを理解することができる．シンプルな英語を書くためには大変参考になる．

☞　ロングマン現代英英辞典で簡潔な英語表現を覚えよう．

英語らしい英語とは

　　英作文の場合，文法的には正しくてもどうも英語らしくない英語を書いてしまうと感じることはないだろうか．その原因を考えてみたい．

▌文型に注目

　中学校で習った 5 文型というのを覚えているだろうか．動詞（V）の種類によって分けられている．S は主語，C は補語，O は目的語である．

完全自動詞	SV
不完全自動詞	SVC
完全他動詞	SVO
授与動詞	SVOO
不完全他動詞	SVOC

　こんな文法上の名称などいちいち覚えなくてよいが，なぜ今更文型なのか．英語を母国語とする人達の頭の中では，常に行為の主体→動作 SV，行為の主体→動作→目的語 SVO または行為の主体→動作→補語 SVC の順に情報処理が行われる．一方，日本語では「てにをは」といわれるマーカー，すなわち助詞があるため，語順にはさほどこだわらなくてもよい．マーカーによるラベルに基づいて情報処理が行われる．この違いを意識すると英語の処理が速くなり，会話が成立するようになる．すなわち SV，SVO，SVC という語順を強く意識しておくと，英語は断然聞き取りやすくなるし，書きやすく，話しやすくなる．特に正式な英語の書き言葉はきちんとした語順で書く必要がある．文型を取り違えるとニュアンスばかりではなく意味まで異なってくる．書くときも読むときも文型には注意を払う必要がある．文型の名前を覚える必要はないが，文章の意味を理解するのに，これら文型を意識すると文章が複雑になったときに役に立つ．

 文型を意識しよう．

▌自動詞と他動詞

　自動詞とは，他に作用を及ぼさない動詞であり，目的語がなくても意味が完結する．他動詞は，他に作用を及ぼす動詞で，目的語がないと意味が完結しない．

　英語では自動詞と他動詞とでは文型が大きく異なってくる．他動詞は直接目的語を受けるのに対し，自動詞は直接目的語をとらず，前置詞が入る．自動詞を他動詞のように用いたり，他動詞の目的語が抜けたりする誤りを犯しやすい．

　これも，自動詞，他動詞というふうに無理やり覚えるのではない．文章

の中で，文型，前置詞を含めて覚えるのである．すなわち，文章中で直接目的語をとる動詞は他動詞と判定する．

I reached the station yesterday.	（reach：他動詞）
I arrived at the station yesterday.	（arrive：自動詞）
I watch television every day.	（watch：他動詞）
He looked at me in a strange way.	（look：自動詞）
I study mathematics.	（study：他動詞）
She studies for a test.	（study：自動詞）
I walk to the station.	（walk：自動詞）

　自動詞と他動詞を間違えると主語と目的語が混乱してしまうことがある．日本語の感覚とは異なる言い方をすることが多い．

Please raise your hand.
　　（raise：他動詞）手をあげてください．

He arose from his chair.
　　（arise：自動詞）彼は椅子から立ち上がった．

The patient underwent an operation.
　　（undergo：他動詞）その患者は手術を受けた．

The patient went through an operation.
　　（go：自動詞）その患者は手術を受けた．

The doctor underwent an operation.
　　（undergo：他動詞）その医者は手術を受けた．

The doctor performed an operation on the patient.
　　（perform：他動詞）その医者はその患者に手術を行った．

　たとえば，日本語の"驚く"は自動詞であるが，"surprise"は他動詞なので，SVO の形をとる．したがって，驚く場合は受動態をとる．このあたりの感覚が日本語と違う．

The news surprised me.	そのニュースは私を驚かせた．
I was surprised at the news.	私はニュースに驚いた．
I was surprised to hear the news.	私はニュースを聞いて驚いた．

You surprised me.	ああびっくりした. （あなたが私を驚かせた.）
I am not surprised.	僕は平気だよ.

　日本語では，動作の主体（主語）は人や生物が多く，自動詞が多い．一方，英語では他動詞を多用する．自動詞と他動詞，両方の使い方をされる動詞も多い．他動詞の主語には人以外に抽象的概念もよく使われる．英語らしい文を書くにはこれらのポイントを生かし，他動詞を多用し，上手く使いこなせばよい.

This study confirms the beneficial effects of regular training.
The study provides us with important details regarding ...
Our data support the role of local hemodynamics in the development and progression of ...

　他動詞は，主体が対象に強く作用する様を表す．一方，自動詞は大人しいイメージを与える．たとえば "I arrived at the station"（自動詞）は単に駅に着いたという感覚だが，"I reached the station" はどちらかというと，道中いろいろあったが何とか駅にたどり着いたという感覚になる．日本語に訳せばどちらも「駅に着いた」だが，ニュアンスが違うのである．英語の先生は授業時間に制限があるのであまり教えてくれなかったと思うが，明快に歯切れよく記載したい場合は，be 動詞や自動詞よりも他動詞を使おう．"This is a pen" から英語に入った日本人は，どうしても be 動詞を使いすぎる.

　英語では，自動詞と他動詞の両方の形をとる動詞の割合が多いのでややこしい．自動詞と他動詞を取り違えると混乱する.

　たとえば，increase という動詞は，次のようにわずかな違いでまったく違う意味になってしまう.

They increased in number.
　　彼らは人数が増えた.　SV
They increased the number（of clients）.
　　彼らは（顧客を）増やした.　SVO

＊　自動詞と他動詞を区別しよう.
＊　できるだけ，他動詞を使って歯切れよく.

■意識せずに倒置法を使わないこと

　英語は主語（動作の主体）が最初にくる．次に動作が，次いで目的語，または場所や時を現す表現，修飾語（M）が文末にくる．一方，日本語は時や場所を表す表現が最初にくる．

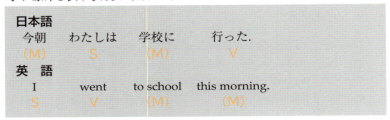

日本語

今朝	わたしは	学校に	行った.
(M)	S	(M)	V

英　語

I	went	to school	this morning.
S	V	(M)	(M)

　ときに日本語の主語は，省略されてしまう．

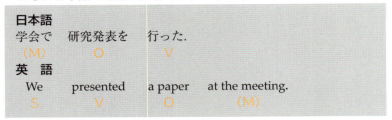

日本語

学会で	研究発表を	行った.
(M)	O	V

英　語

We	presented	a paper	at the meeting.
S	V	O	(M)

　何を今更と思われるかもしれないが，日本人の英語論文をみていると，特別な理由もなく修飾語が前半にくる文章が多い．

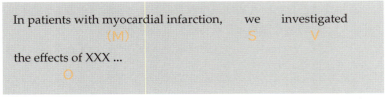

In patients with myocardial infarction,	we	investigated
(M)	S	V

the effects of XXX ...
O

　これは英文としては正しく，必要なら用いてもよいが，倒置法だ．「心筋梗塞患者において」ということをことさら強調し，心筋梗塞の患者以外ではそうではないという言外の意味をもった文である．ところが日本人は，別に強調したくなくても常にこういう形の文を書いてしまいがちだ．自然な英語では次のようになる．

140

> We   investigated   the effects of XXX ...
> S   V   O
>
> in patients with myocardial infarction.
>   (M)

主節と従属節の関係も同様だ.

> Because we were hungry, we went out for dinner.

　このような文章を日本人はよく書くが，これは従属節が文頭にあり，ことさら腹が減っていたからだということを強調したい場合に用いる. 英語としては，主節が前にあるほうが普通の文章である.

> We went out for dinner because we were hungry.

　夕食を食べに出かけたことが大切で，腹が減ったことは付け足しならこちらを採用すべきである. 彼女に気があったのではなく，"腹が減ったためだ" と言外に言い訳したい場合には，最初の文のほうがよい.

　英語では，あえて語順を変えることによって（倒置法），言外に強調したいことを伝える. 言い訳したくもないのに倒置法を使わないこと. 一方，日本語は助詞があるので，語順には無頓着でよい. 会話では「私は昨日，ももクロのコンサートに行きました」とは，あまりいわないだろう.「ももクロ行ったよ，コンサートに，昨日」でもちゃんと通じるし，結構ありそうな会話文である. 英語でこれをやると大変なことになる.

> Momokuro went concert yesterday

では，ももクロがコンサートに行ったことになってしまう.

　意味のない倒置法を使わず，文型を理解し，S＋V で始まる文章を書くことを心がけるだけで，あなたの英文はグッと英語らしくなる. ぜひお試しあれ.

　倒置法といえば，日本人の英語で不自然に感じることの 1 つに，"please" の位置がある. 次の英語はどちらが自然だろうか.

> ① Please have a set.
> ② Have a seat, please.

これも確か，命令形の前に please をつけると丁寧になると習ったような

気がするが，①はややフォーマルな場で，「座りたくないと思うけれど頼むから座ってくれ」という本音がみえてくる．②のほうが自然な英語である．英語では言いたいことを先にいうのである．

👉 **不必要な倒置法を使わない（日本語の語順に引っ張られない）．**

パラグラフについて

　パラグラフとは，改行から改行までのいくつかの文の集合であり，1つのまとまった考え（主題）を表す．考えが2つ以上にわたる場合はパラグラフを分けること．長さに決まりはないが，平均的な学術論文でのパラグラフあたりの文の数は4から6センテンス，100〜150ワード前後といったところだ．パラグラフは，topic sentence（トピック文）と，それを説明し，展開する support sentence（サポート文）とから成り立つ（図19）．

👉 **1つのパラグラフに1つの主題．**
パラグラフはトピック文とサポート文とからなる．

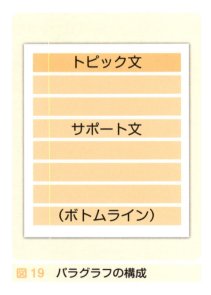

| トピック文 |
| サポート文 |
| （ボトムライン） |

図19　パラグラフの構成

トピック文

　トピック文（topic sentence）は，そのパラグラフの主題を明確に述べた文である．したがって，トピック文を読めば，そのパラグラフに何が書いてあるかを知ることができる．英語の速読法では，各パラグラフのトピック文のみを拾い読みしていく．トピック文は，パラグラフの最初または最後にくる．学術論文では，パラグラフの冒頭にもってくることが多い．結論を最初にはっきり述べてからその理由を述べる，あるいは主題を述べてから展開する，というやり方である．このほうが，時間のない読み手にとっては手っ取り早く内容を理解することができる．書き手にとっても，トピック文を考えて，あとから展開文，解説文を加えて膨らませていけばよいので書きやすいし，論旨が迷走することもない．

　トピック文は重要である．あまりにも漠然とした文章は，トピック文としては不適当である．ある程度具体的で，次の発展文につなぎやすい内容がよい．

☞ **トピック文はパラグラフの最初にくる．**

時制について

　論文では，過去形を使いなさいと教わったと思う．なぜ過去形なのか．過去形は客観的スタイルとされる．しかし実際書き始めてみると，どの時制を使って書いたらよいか迷うことも多いのではなかろうか．Introduction なのか，Discussion なのか，Conclusions なのかによっても違うし，主節の時制と従属節の時制はどうするかに悩むこともないだろうか．時制は内容に対する著者の捉え方によって異なる．時制の使用法も時代とともに若干変わりつつあり，20年前は過去形を多用したが，最近では現在形を使い，歯切れよく書く傾向にある．一流誌の時制の使い方を参考にしよう．ここでは簡単に最近の一般的な傾向をまとめてみた．

過去の研究について述べる場合の主節（X が述べた，報告した）の時制

1 つの研究の客観的な引用で現在の研究との関連は薄い ………… 過去形

比較的最近の重要な報告

または複数の研究者による確からしい報告

現在の研究に影響を及ぼしている（と著者が考えている）報告

……………………………………………………………………………… 現在完了形

きわめて有力な真実と思われる報告 ……………………………………… 現在形

ごく一般的な書き方では，次のようになる．

Harrison et al. investigated the mechanisms of X ...
The mechanisms of X ... were investigated by Harrison et al.

複数の研究グループによる重要な発見では次のとおり．

Several researchers have studied the mechanisms of X ...
The mechanisms of X ... have been widely investigated.

著者が真実と考える重要な報告の場合．

Harrison et al. conclude that the mechanisms of X are ...

　主節の時制は過去形から現在完了形，現在形といろいろだが，従属節以下に示される客観的事実に大きな違いがあるわけではない．現在完了形から現在形となるにつれて，著者の思い入れが強く，より真実に近いと思っている．特に現在形は citation present といって，情報源が有名または重要である場合に使われる．科学論文の引用ではあまり多用されない．

Confucius says ...　　孔子曰く，
The Bible says ...　　聖書によれば，

過去の研究についての従属節以下の研究内容（that 節以下）に関する時制

一般的事実として受け入れられている報告 ………………………… 現在形

現在は否定されている古い報告 …………………………………………… 過去形

その研究に限って限定的に受け入れられている報告 ……………… 過去形

　したがって，主節と従属節とでは時制の一致をみないこともある．すっ

きりしないかもしれないが，基本的には過去形を使い，時制によって著者の思い入れを表すことができると考えればよい．これを知らないででたらめに使うと，強調したくないことを強調してしまったり，強調したいことをうやむやに表現したりしてしまうことになり，著者は一体何を考えているのだということになる．

> 方法（Methods）と結果（Results）……………………… 過去形
> 研究よりも以前の出来事 ………………………………… 過去完了形

Patients who had had history of myocardial infarction were excluded.

> **研究目的**
> 主節 ……………………………………………………………… 過去形
> 従属節 …………………………………………………………… 現在形

We investigated the changes in X to determine whether Y improves Z in patients with acute myocardial infarction.

> **結論（Conclusions）**
> 主節，従属節とも ……………………………………………… 現在形

Thus, we conclude that X is superior to Y in the treatment of Z.

> 図表の説明 ……………………………………………………… 現在形

Figure 1 shows the effect of X on Y in patients with Z.

注意せよ，時制は著者の"思い入れ"に依存する．**表9**に論文を書く際，一般的に用いられる時制をまとめた．

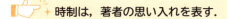 **時制は，著者の思い入れを表す．**

145

表9　時制のまとめ

研究の引用の主節	客観的引用（現在の研究との関連性は薄い）	過去形
	関連性のある重要な研究	現在完了形
	きわめて重要で事実と思われる研究	現在形
研究の引用の従属節	一般的事実	現在形
	限定的に受け入れられている（多い）	過去形
	現在は否定されている古い研究	過去形
方法と結果	研究時の出来事	過去形
	研究より以前の出来事	過去完了形
研究目的の主節		過去形
研究目的の従属節		現在形
結論の主節		現在形
結論の従属節		現在形
図説，表		現在形

表10　名詞の種類

1. 可算（countable）
2. 不可算（uncountable）
3. あるときは可算，あるときは不可算となる（単語の意味が異なる）

可算名詞と不可算名詞

　英語の名詞には，表10 に示すとおり，3種類ある．なぜ今さら可算・不可算か．実はこれらの区別は重要である．次に解説する冠詞が異なってくるからだ．冠詞が異なれば単語の意味も異なってくる．

　可算・不可算の感覚は，日本語とは異なるので厄介だ．日本語の常識で判断すると単語の意味が変わってしまうことさえある．単語を使う場合に，使い慣れない単語は必ず学習辞書で可算・不可算を確認しよう．特に可算名詞になったり不可算名詞になったりするものは，字面は同じで内容が異なる場合が多いだけに要注意である．

146

▌可算名詞（countable）

　"apples" "eggs" など，1つ，2つと数えられる事物を表すが，目にみえるものとは限らない．idea, day, world のように抽象的なものもある．辞書を引く余裕がない場合，とりあえず "s" をつけてみて，違和感があるかどうかを考えよう．

▌不可算名詞（uncountable）

　一定の形状をもたず，1つ，2つと数えられないもの．advice, knowledge, luck, music, information など抽象的なものと，air, butter, furniture, beer, water, bread などのように物質的なものとがある．

　パンは uncountable なので，"パンを2きれください" という場合は，正しくは次のとおり，"I would like two loaves of bread" である．"Give me two breads, please" とはいわない．information（情報）も uncountable である．1つの情報は，a piece of information であり，an information とはいわない．

　software（コンピュータソフト）も uncountable である．"He has written many softwares" とはいわない．"He has written many pieces of software" である．

▌あるときは可算（countable），あるときは不可算（uncountable）となるもの

　これが厄介である．同じ名詞でも，countable になったり，uncountable になったりすることがあり，それぞれ意味が異なる．

　fruit は数えられないが，いろいろな種類の果物をいう場合は，fruits となる．

> Would you like some fruit?
> The carrot is a vegetable, not a fruit.
> Kindness is a great virtue.
> 　（親切というものは大きな美徳だ）
> He showed me many kindnesses.
> 　（彼は数々の親切な行為をしてくれた）

　可算・不可算の区別は，次に述べる冠詞の選択に重要な役割を果たす．

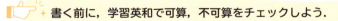 書く前に，学習英和で可算，不可算をチェックしよう．

147

スピード冠詞決定法

　日本語には冠詞（article）がない．しかし，英語では冠詞は重要である．articleには物品や記事という意味がある．「冠」のように頭の上の飾りではない．冠詞にはそれに続く名詞の意味内容を指定する力がある．冠詞の間違いなど大したことじゃないと思っているあなたに，一つピーターセン先生（明治大学教授）の『日本人の英語』（岩波書店）に出てくる話を紹介しよう．

　友人（日本人）からの手紙に，次の文があった．

Last night, I ate a chicken in the backyard.

　これを読んでゲゲッと思ったあなたは，かなりできる人である．もう後は読まなくてよい．これを読んだときのピーターセン先生の気持ちは何とも複雑で，"夜が更けて暗くなってきた裏庭で，友達が血と羽だらけの口元に微少を浮かべながら，膨らんだ腹を満足そうに撫でている"情景が浮かんだそうである．

　ヒントを出す．

| a chicken [countable] | にわとり |
| chicken [uncountable] | 鶏肉 |

　おそらく先生の友人にそんな変態趣味はなく，単にバックヤードでバーベキューをしてチキンを食べたのだろう．

Last night, I ate chicken in the backyard.

　ほんのわずかの違いで，えらいことになってしまう．これは友人の手紙だったからよいが，論文だったらどうなっただろう．冠詞1つで論文の採否にかかわる事態が生じうることは想像にかたくない．

　ヨーロッパの言語には普通何種類もの冠詞があり，女性名詞や男性名詞，格による冠詞の活用すらある．英語の冠詞は不定冠詞と定冠詞のみであり，活用もない．英語の文法は簡単なのである．とはいっても，定評のある文法書の冠詞の解説を読んでも，ごちゃごちゃといろいろな場合が書いてあり，すべて覚えるのはとても不可能だ．「こういう場合は"the"をつけるがこういう場合は云々……」と歯切れの悪い記載が延々と続く．しかも文

表 11 「虎の巻」流，冠詞の選び方

単語の示す概念	可算名詞	不可算名詞
任意のもの（たくさんあるうちの任意の部分）	a, an ＋単数，または複数形	冠詞なし
特定のもの，限定されるもの（ある条件が定まっている部分集合，あるいはそれが唯一であるもの）	the	the
所有代名詞がつくもの	冠詞なし	冠詞なし

章のおかれた前後の内容によって，同じような文章でも，冠詞が異なったりもする．文法書をみても一筋縄ではいかない．

　それでは「虎の巻」たる本書ではどのように対応するのか．冠詞については，割り切ってその基本となる原理を考える．まず前項で解説したように，可算名詞か，不可算名詞かを考える．そしてその単語が表す概念（書き手の考え）に基づいて，表 11 にあてはめる．これで間違ったら，潔く降参しよう．

　このうち，特定のもの，限定されるものという概念はややむずかしいので若干解説を加える．世の中に 1 つしかないものは，はじめから限定されており，the sun, the moon, the universe などは定冠詞である．the best や the first なども限定されよう．

　やや理屈っぽくなるが，重要なのでしばらく我慢しておつきあい願いたい．抽象名詞の場合，全体集合の中のある条件を満たす部分集合であって，その条件がはっきりしている場合は，"the" をつける．つまり "the" に続く名詞の概念が，具体的にどのように限定されるかという限定条件がはっきりしている（または限定条件を強調したい）場合は定冠詞である．そうでなく，必ずしも部分集合であるところの条件がはっきり示されずに漠然としている場合には，無冠詞（uncountable の場合）あるいは不定冠詞（countable の場合）である．これらの概念は文の書き手の頭の中に形成される．だから，冠詞の有無は欧米人のその語に対する受け取り方を覗いてみないと決定し得ない．したがって，ある文章の校正を依頼しても，校閲者が内容を十分に理解できていなければ，英米人といえども，ある人は "the" があるとよい，別の人は "the" はいらない，もしくは不定冠詞ということが当然起こりうる．これは欧米人による添削だからといって冠詞についての添削を鵜呑みにしてはいけない所以でもある．

　具体的な形をもつ名詞の場合は，より簡単だ．目を閉じて右脳を働か

せ，頭の中に特定のものがありありと画像化できるものは "the" をつけておけばよい．ぼんやりとしか絵が浮かばず，かつ数えられるものは不定冠詞である．ぼんやりしていてかつ数えられないものは無冠詞である．これなら素早くできる．著者の知る限りどの文法書にも書いていないが，ぜひ試してみてほしい．

以上の概念的な説明だけではわかりにくいと思うので，例を述べる．

I took a taxi to the airport yesterday.

空港まで乗ったタクシーはたくさんあるタクシーのどれでもよいので，不定冠詞がつく．どのタクシーでもよいので，頭の中には具体的なタクシーのイメージはぼんやりとしか沸かないはずだ．ところが，普段使う空港は決まっていて，空港の建物のイメージがすぐ頭に浮かぶので，定冠詞である．

The taxi I took was painted in red. I left my briefcase in the taxi.

一度乗ってしまうと，タクシーは限定される．黄色いタクシーだったか，赤いタクシーだったか，ひげのある運転手だったか，忘れたかばんをのせたビニールのシートまで頭の中にヴィヴィッドに画像がつくれるので，定冠詞がつく．

I like apples. I ate an apple yesterday. The apple that I ate yesterday was very crispy.

like は countable の名詞としては複数形を受ける（好きだったら1つじゃなくたくさん食べたいだろう）．りんごだったらどのりんごでもよいので，冠詞はない．昨日1つ食べたりんごは，特にこれと指定して食べたりんごでないので，漠然としたイメージで，不定冠詞がつく．ところが，いったん食べてしまうと，昨日食べたりんごははっきりと特定され，皮のしみまで目にうかぶので，定冠詞である．どうだろう，何だか数学の集合の勉強か，量子論における "観察による波の収縮" のようで，理科系の人にも親しみが沸くのではないだろうか．

だが，すぐに反論がきそうだ．慣用句には冠詞がつかないものがあるじゃないか．

I go to school on foot every day.

これにも，ちゃんと理屈がある．学校は countable だが，学校制度という意味になると，uncountable になる．足は foot で複数形は feet だが，歩行という意味の uncountable もあるので無冠詞だ．こんな理屈なんかいちいち覚えられない．そのとおり．そのために電子辞書がある．まめに引こう．

最近は音読ブームであるが，いちいち理屈を考えなくても，声に出してリズムよく英語を読めば慣用句は結構覚えられる．口をついて出てくるようになる．英語の慣用句をよく覚えておけば，冠詞の間違いは減る．英語は音読．ただし正しい発音で！

余談だが，英語脳では，名詞に冠詞をつけるのではない，冠詞に名詞をつけるのだ．もやっとした概念が浮かんだときは，数えられる場合は "a" といっておく．数えられないものは "冠詞なし" で "er" とあいまい音を発声する．はっきりとした概念が浮かんだときは，とりあえず "the" といっておく．いずれの場合も，そうしておいてからその概念の英語の語彙を探すのである．

 頭の中に，はっきりしたイメージが浮かぶか否かで冠詞を決める．

前置詞の選び方

日本人にとって，どの前置詞を選ぶかは悩むところである．前置詞の意味は辞書や文法書に書いてあるが，「〜の中に」とか「〜の上に」などと日本語に訳して理解するのではなく，前置詞の示す概念をグラフィカルに覚えておこう（図 20）．

at	その点に存在する場合
on	〜にしっかりくっついている（上下左右を問わない）
off	on の反対で，離れている状態
in	空間や集合の中にある
out	空間や集合の外にある

前置詞の用い方には慣用句が多い．これらは例文で覚えるしかない．on Wednesday だが，in January である．おそらく母国語を話す人の頭の中では，その予定が水曜日にくっついているので "on" なのだろう．月は "日が集まった集合" なので "in" なのだろう．文章を書くときには正

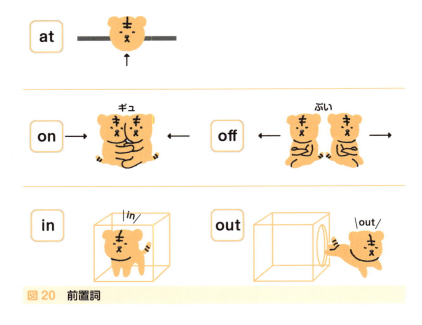

図20　前置詞

　しい前置詞を使おう．正しい前置詞を調べるには『新編英和活用大辞典』が大変役立つ．英語の文章を書くには必須アイテムである．ネット環境があれば，インターネットで英米人が書いたと思われる用法を検索することもできる．いずれにせよ，手抜きはダメ．

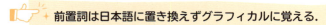
　前置詞は日本語に置き換えずグラフィカルに覚える．

まわりくどい文を引き締める

　英語らしく，簡潔な文章を書くにはどうすればよいか．

■名詞よりも動詞を使う

　「その箱の大きさは，幅 20 cm 長さ 15 cm 高さ 10 cm である」これを英文にしようとすると，日本人の頭の中には「大きさ」という名詞を主語とし，be 動詞を使った次のような文が頭に浮かぶのではなかろうか．

> The size of the box is 20 cm in width, 15 cm in length and 10 cm in height.

ここで「箱」を主語とし，一般動詞を使うと英語らしく簡潔に言い表すことができる.

> The box measures 20 cm wide by 15 cm long by 2 cm high.

日本語と英語の主語を同じにしようとして，頑張ってはいけないのだ.

 英語らしくないと感じたら，主語を入れ替えてみよう.

■能動態で書こう

英語には必ず主語が明示されるが，英語にも "it is considered that ..." や "it is concluded that ..." いう言い方がある．これは，責任の所在をあいまいにした，偽善的スタイルとされている．特に Conclusion ではこのような言い方をしてはいけない．誰か他人がやった研究を自信なさそうに書いているようだ．"we think ..." または "we conclude ..." と能動態を使い，主語を明示すること．Discussion でも能動態で書くのが主流である．ただし，Methods では現在でも受動態や過去形が使われることが多い．Methods では対象が主体，Discussion では考える人が主体なのである.

 Discussion では受動態より能動態を使おう.
主語をあいまいにしない.

■贅肉を削ろう

> An attempt was made to examine that ...
> It may well be that ...
> It is well known that ...
> In this connection, a statement may be made that ...
> It may be said that ...
> It has been reported that ...
> It is our view that ...

このような受動態や名詞句を使った導入部はよく使われるが，ほとんど情報としての価値がない．これらは贅肉である．論文としては古いスタイル

だ．最近は肥満体は評価が低く，細マッチョがはやりである．文章も肥満体でなく，シェイプアップしよう．思い切って"..."以下から書き始めよう．

　日本人は接続詞が大好きだ．特に"therefore"を連発しがちだ．どうしても必要な場合は使ってもよいが，多用してはいけない．これは論理的な因果関係がはっきりしている場合にのみ使う．日本語の"したがって"は英語の"therefore"ではない．英語は日本語に比し接続詞を多用しない．ヘミングウェイではないが，英語の現代文としては短い文章が好まれる．

+ 情報量のない枕詞を使わない．
+ 接続詞は必要なところのみ限定的に使う．

可能性の表現法

　日本語の論文のほとんどが「〜と考えられた」で終わる．これをそのまま英語に置き換えてはいけない．

✕ It is considered that X might improve survival in patients with myocardial infarction.
✕ It can be concluded that X might improve survival in patients with myocardial infarction.
✕ These data possibly suggest that X might improve survival in patients with myocardial infarction.

　これでは，論文はまず受理されない．可能性のみできちんと結論できないような論文は，掲載する価値がないとみなされるからである．どうしても可能性を示したい場合には，次の表現なら許されよう．

We conclude that X may improve survival in patients with myocardial infarction.

　「可能性を示唆」してはいけない．可能性は「示す」，または「〜を示唆する」と表現する．英語では弱すぎる表現は通用しない．英語の"may"はかなり弱い発言である．アメリカ人にパーティーに来るかと尋ねて，"maybe"と返事をもらったら，まず来ないと思ってよい．"might"に至っては，ほぼ可能性はないが否定はできないといった意味になる．内容にも

よるが，結論がこの程度では査読者が納得するはずがない．ただし，強い表現にするためには，しっかりしたデータの裏づけと結論に至る論理の組み立てが必要である．

 二重のあいまい表現は使わない．

英文校閲の依頼

　章の終わりに英文校閲の依頼について述べたい．われわれは医師，医学者であって，英語のプロではない．英語のプロに論文の英文校閲をお願いするのは，決して恥ずかしいことではない．査読者からみても，わかりにくい英文を解読させられるよりは，すっきりした英文を読まされるほうがよいに決まっている．いくらよい内容であっても，理解不能な英文では査読者は途中で投げ出してしまい，採択してもらえない．ただし，英文校閲には次のようなジレンマがある．

　日本語から英語への翻訳は，日本語が高文脈型言語（☞p76）であるために機械的には訳せない．文脈（context）を理解し，文脈を補ってから英語に翻訳する必要がある．日本語から英語への翻訳を依頼する場合には，日本語と英語がともに実用域に達し，かつその専門領域の知識があり，内容が理解できる人でなければ正確な翻訳は望むべくもない．ところが，そんな人材が翻訳業に携わってくれているとは限らない．まず自分の専門領域で実績のある業者を探すことが重要である．しかし，自分で誤解されない程度にまで英文を作成することができれば，業者の選択域は飛躍的に広がる．文法的に完璧な英文を作成する必要はない．著者の言いたいことが誤解されずに伝わること，これが論文英語の目標である．そのためには，前述した時制や語法をある程度理解し，英語と日本語の違いを理解し，誤解されない英文を作成する必要がある．むずかしいようだが，幸運にも，医学領域の英語は語彙，文法ともに受験英語に比べればきわめて簡単である．たとえ英語が苦手であったとしても，受験戦争を勝ち抜いた医師たちならば，このハードルは難なくクリアできると信じる．人工知能が発達し，文脈を考えながら訳してくれる時代がくるまで，頑張ろう．

 英文を，プロに丸投げは危険．

付　録

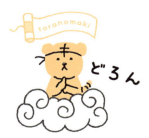

口頭発表に関する例文

括弧内は本文参照ページを示す.

明かりをつけてください	Lights on, please.（p51）
もう少し大きな声でお願いします	Would you speak up a little, please.（p69）
質問があります	I have a question about ... My question is about ...（p72）
質問の内容がわかりません	I didn't follow your questions.（p69）
質問が聞き取れません	I didn't catch your question.
わかりやすく質問してください	Would you please summarize your points?（p69）
よい質問です	That's a very good question.（p70） You raise a very interesting point.
簡単には答えられません	It is hard to answer your question in a word.（p70）
手短に答えれば	In a short answer, ...（p70）
実は〜です （婉曲的に誤解を解く）	Actually, ... In fact, ...（p70）
それには同意できません.	I'm sorry, but I can't agree with that.（理由を続ける）

スライドを指し示す文については，p50 参照.

Objectives に関する例文

括弧内は本文参照ページを示す.

The present study was designed to validate ...

The primary objective of this study was to access A.

The secondary objective was to access B.

The goal of the present study was to systematically evaluate A.

The aim of this study was to compare A and B, in order to access the potential role of C. （p49）

We hypothesized that ...　　Accordingly, this study aimed to validate ...

Thus, the purpose of this study was to ... （p49）

We sought to: 1) assess the incidence of A in patients with B in comparison to patients without B, and 2) establish whether C is required in these patients. （p49）

The present study was undertaken to determine whether A was more effective than B in reducing C in patients with D.

The aims of this study were to investigate A in patients with B and to explore the relationship between C and D.

Introduction, Discussion に関する例文

括弧内は本文参照ページを示す.

～に対する影響	Effects of X on Y.
仮説を立てた	We hypothesized that genetic variants of X could also affect plasma levels of Y in Z.
外科治療に変わりうる治療法	an increasingly attractive alternative to surgery.
～に関していえば	Regarding X, ... （p70）
～と関連する	The percutaneous implantation of bare-metal stents is associated with high rates of restenosis. （p16）
～についていくつかの機序が考えられる	Several mechanisms of A are possible.
機序の1つとして～も考えられる	Possible mechanisms may include B.

159

〜の機序	The <u>mechanism responsible for</u> the ...
興味深いことには	<u>Interestingly</u>, the time course of A is different in B.
〜に寄与する	A may <u>contribute to</u> B.
〜と〜の組み合わせが〜をもたらす	A <u>combined with</u> B has <u>resulted in</u> significantly improved short- and intermediate-term clinical outcomes.
慎重な経過観察が必要	<u>Close follow-up care is prudent for</u> those patients receiving overlapping drug-eluting stents.
経験を報告する	We <u>report the experience with</u> X in Y.
〜の傾向がある	Patients with X compared to those with Y <u>demonstrated a trend toward</u> a higher rate of thrombosis at 30 days.
〜の原因となる	Cardiac involvement <u>is responsible for</u> as many as 85% of deaths from sarcoidosis in Japan.
限界がある	Our study has several <u>limitations</u>.
さらなる検討が必要	These protective effects of beta blockers in severe MR <u>warrant further investigations</u>.
効果を検討した	This study <u>examined the effects of</u> X <u>on</u> Y.
〜における保護的効果	<u>Protective effect of</u> X <u>in</u> chronic severe mitral regurgitation patients with normal ejection fraction.
〜であるが，〜は十分検討されていない	Although high-risk atherosclerosis is associated with increased neovascularization, specific neovessel morphology <u>has not been systematically studied</u>.
ゴールデン・スタンダード	a gold standard（a golden standard ではない）
出現	<u>The emergence of</u> drug-eluting stents has dramatically reduced the incidence of in-stent restenosis.
主要な原因	Coronary artery disease <u>remains the leading cause of</u> death in the U.S.
知られていない	<u>Little is known</u> regarding the transcriptional mechanisms underlying this salutary action.
それにもかかわらず	<u>Nonetheless</u>, ...（p119）

対照的に	<u>In contrast to</u> climacterium in women characterized by a more rapid and extensive decrease in ovarian function, the corresponding decline in androgen levels in men occurs more gradually and variably during aging.
対照的に	<u>In contrast</u>, A was ...
注目すべきことに	<u>Of note</u>, ...
注目すべきことに	<u>Notably</u>, ...
注目する	Few studies <u>have focused on</u> the scope of women's prodromal and acute coronary heart disease syndromes.
データがない	There are <u>no</u> histopathologic <u>data regarding</u> the distribution of inflammatory infiltrates in acute coronary syndromes, derived from serial, complete sections of the whole coronary tree.
～と同様に	<u>Similar to</u> the case with exercise MPI, a normal exercise echocardiogram predicts a low risk of all-cause death over the next 5 years.
同様に	<u>Similarly</u>, X was stable in Y.
特徴づける	Autosomal-dominant hypercholesterolemia is a relatively uncommon disorder <u>characterized by</u> elevated plasma low-density lipoprotein cholesterol levels and premature atherosclerosis.
特徴	Arterial calcification and mineral deposition are <u>prominent features of</u> atherosclerosis.
特に	<u>In particular</u>, A is important to B.（文頭に使う）
特に	A is <u>particularly</u> important to B.（通常文頭には使わない）
～に反応して	The B-type natriuretic peptide and N-terminal pro-B-type natriuretic peptide are cosecreted from the cardiac ventricles <u>in response to</u> stretch and other non-mechanical stimuli.
比較して	Primary PCI can improve early and late outcomes <u>compared with</u> thrombolytic therapy in patients with acute myocardial infarction.

161

〜ということは否定的である	Recent studies <u>failed to</u> confirm ...（p119）
〜の関係について評価を試みた	We <u>sought to evaluate</u> the relationship between A and B.
標準的な治療法	a <u>standard treatment modality</u>
広く使われる	Exercise electrocardiography is <u>the most widely used</u> noninvasive method to detect the presence of coronary artery disease.
補助診断法として	may be used <u>as an adjunct to</u> ...
まとめると	<u>In summary</u>, ...（p60）
認められる	Whether the clinical benefits of these treatments <u>justify</u> their additional costs is unknown.
〜をもたらす	Platelet activation and aggregation play an important role in the pathogenesis of arterial thrombosis <u>leading to</u> acute coronary syndromes.
〜に重要な役割を果たす	X <u>plays an important role in</u> Y.
有意差がない	There were <u>no statistically significant differences in</u> death, recurrent myocardial infarction, or stroke between the treatment group over the 1-year follow-up period.
有害な	The <u>deleterious effects of</u> chronic beta-adrenergic receptor stimulation in the heart have been documented in several mouse models.
誘発する，引き起こす	Both stent types <u>provoke</u> delayed healing and inflammation at overlapping sites. PES induced greater fibrin deposition, medial necrosis, eosinophilic infiltrate and late neointimal proliferation than SES.
理論的根拠	The <u>rationale for the administration</u> of vasopressor agents during CPR is to restore threshold levels of coronary perfusion pressure and, therefore, myocardial blood flow.
臨床上	Definitive studies on monitoring the antithrombotic activities of antiplatelet agents used in <u>clinical settings</u> have proved difficult to obtain.
（長期）臨床的有用性	（Long-term）<u>clinical benefit of</u> X.（p13）

括弧内は本文参照ページを示す.

明らかにされた	Recently, statin therapy has been found to accelerate reendothelialization.
～ということが明らかにされつつある	There is increasing evidence that inflammation contributes to the atherosclerotic process.
A は B であるといわれている	A has been shown to be B. A has been reported to be B.（p22）
～といわれている	Mild to moderate elevation of total plasma homocysteine has been postulated to be causally involved in the development of atherosclerotic disease.
掲載されている	This book contains over 100 papers.（p16）
今まで～の報告がある	Several prior studies have identified unstable angina as a risk factor for restenosis after bare-stent implantation.
今まで～の報告がある	Several studies have examined A.
報告した	We demonstrated that ...

引用の主節，従属節の書き方については p144 参照.

Methods, Results に関する例文

括弧内は本文参照ページを示す.

インフォームド・コンセントと倫理委員会	All patients gave written informed consent, and the study was approved by the institutional review board at the X hospital.（p115）
～から構成される	The study population consisted of all 40- to 70-year-old men living in the city of X.（p50）
構成する	Thus, 41 patients comprised the study population.
構成する	The final study population comprised 145 adult patients with pulmonary hypertension.

採血された	Blood was drawn under standardized conditions before coronary angiography. Blood samples were obtained at baseline and after one month, one year, and two years.
空腹時採血	Blood samples were obtained after an overnight fast.
熟練した	All studies were performed by an experienced vascular sonographer who was blinded to the clinical characteristics of the participants.
除外基準	Exclusion criteria included ...
定義上	By definition, the term "no-reflow" describes compromised tissue perfusion despite restoration of epicardial vessel patency.
データは平均±標準偏差で表した	Data are expressed as mean±SD.
有意水準	A probability value <0.05 was considered significant.

Conclusions に関する例文

括弧内は本文参照ページを示す.

以上の結果から～である	These data demonstrate ...
以上の結果から～と考えられる	These data suggest ... （p18）
以上の結果に基づき	Therefore, on the basis of the above findings, A appears both safe and efficacious for treatment of B.
～と考えられた	A may be B. （p18）（may の使いすぎに注意！）
～と考えられた	These data suggest that A is B. （p18）
～と考えられた	These data indicate the possibility that A is B. （p18）
～と考えられた	Our data indicate that A may be B. （p18）
～と考えられた	We conclude that A may be B. （p18）
～と考えられた	It is likely that A is B. （p18）

～と考えられた	It is highly probable that A is B.（p18）
（結果のまとめ）	The results of this study demonstrate ...
（結果のまとめ）	In this study, we demonstrate that ...
（結果のまとめ）	This study is, to our knowledge, the first to show that ...
（結果のまとめ）	The present study demonstrates that ...
結論として	In conclusion, ...（p60）
強く示唆する	This study strongly suggests that ...
可能性が示唆された	使わない

結論の書き方については，p145 参照．

（佐川喜一著『英語で書く医学論文―循環器科研究者のために―』より）

　長らく American Journal of Physiology の編集に携わっておられた佐川先生は，長年の経験から，日本人の苦手な類語の使い分けについて簡潔にまとめられている．残念ながら紙媒体としては絶版になっているので，ここに引用させていただく．

accurate	測ろう，表現しようとしているものの実態に近い．測定値のばらつきは大きいかもしれないが平均値が実態に合う．
precise	測定値のばらつきが小さく再現性がある（しかし平均値に大きな誤差が有り得る）．
aim	目前の具体的な目標（target）
objective	具体的ではあるが，かなり遠大な目的も含ませてよい言葉．
goal	究極的な目的の意味が強い言葉．
apparently	見かけ上（seemingly），明らか（深く調べれば違うかもしれないという気持ちが少々ある）．
obviously	一見して明らか．間違いないという気持ちが強い．
circumstance	個々の事態．だからよく under the circumstances と複数形を使う．
situation	より総合的な情況を指す．
completely	良い悪いは別にして，一応全部完了した場合．
perfectly	完璧な質をもってなされた場合．
complex	構成自体が入り組んでいるために複雑な．
complicated	簡単なものでも構成が悪く，乱れているために錯雑した．
considerably	相当な程度に．今のアメリカでは「はなはだ」に近い．
fairly	かなりな程度に．
doubt（v）	～ではなかろう（違うだろう）と考える．
suspect（v）	～ではないのかと考える．名詞としては，supposition．
earlier（adj）	他の研究室，一般の仕事を含めて使う．
previous（adj）	普通自分の研究室からの業績のみに使う．

enable	あることを可能にする十分な条件が揃っている.
permit	必要な条件（不十分だが）が生まれたことを示す. 例：Measurement of CO and MAP enables calculation of TPR. Information on ventricular shape permits us to estimate regional wall stress.
ensure	ある状態（または条件）が確実に実現するようにする.
insure	保険のように，契約によって保障する.
nearsighted	近視眼の.
shortsighted	洞察力のない，というときにも使える.
practical	実際的（人，こと，もののいずれにも）.
practicable	計画や方法などが実行可能な.
principle（名詞）	原理，あるいは要素物質.
principal（形容詞）	いちばん大切な.
recast	つくり直して模様を改める.
reconstruct	元どおり再建する.
substantiate	仮説を実証する.
validate	原理，方法，モデルなどが，現実に対して妥当なものであることを示す.
verify	（もう少し具体的な記述や意見などを）裏書きする証拠を提出する.
that	形容される名詞を限定する形容詞節 restrictive (definitive) clause のときに使う. この形容詞節の前後にカンマを使ってはいけない.
which	形容される名詞を拡張する（expansive）または特定化する（parenthetical）ときに使う. カンマで前後を囲む. 例：Coronary blood that flows into the ventricular cavity is called the Thebesian flow. The Thebesian flow, which is impossible to stop, accumulates in the space between the wall and the balloon.
visualize	心象として自然に浮かんでくる. 具象化する.
make visible	可視化する（装置，工夫によって物理的に）.

（佐川喜一：英語で書く医学論文―循環器科研究者のために―，p30-32，ライフサイエンス出版，東京，1988 年より許諾を得て転載）

167

付録 3 ❖ 参考図書

　論文の書き方や英語での学会発表のノウハウについての書籍は多い．その中で著者の目に触れ，役立ちそうだと感じたものをいくつかあげておく．もちろん，これら以外にも良書はたくさん存在するだろう．

▌投稿規定（instruction to authors）

　書籍ではないが，まず最初にあげておきたい．海外一流誌の instruction to authors は熟読する価値がある．専門とする分野の一流誌の投稿規定を熟読しよう．循環器の分野では Circulation や Journal of the American College of Cardiology がおすすめだ．懇切丁寧に論文の書き方を指南してくれている．ある程度以上のレベルの人にとっては，下手な論文の書き方の本を読むより効率よく論文書きのポイントを把握できる．裏を返せば，いかに投稿規定を無視した投稿が多いということかもしれない．投稿規定はエディターの悲痛な叫びだ．内容が同じレベルなら，投稿規定をきちんと守っているものは断然有利だ．自分の狙う雑誌の投稿規定を熟読するのみならず，一流誌の投稿規定を読んで参考にしよう．投稿規定も時代とともに変遷する．ベテランにとっても，最新の投稿規定を熟読することは大切だ．

▌『英語で書く医学論文―循環器科研究者のために―』
（佐川喜一著，ライフサイエンス出版，1988 年）

　ベーリンガー社が 30 年程前に循環器系の医師に配っていたもの．古い書籍ではあるが，簡潔によくまとめられている．日本人の悪い英文の癖についてもよくわかる．佐川先生は Johns Hopkins 大学の教授をされ，長らく American Journal of Physiology の Associate Editor を勤められていただけに，今でも説得力のある名著である．論文の書き方の書籍として役に立つばかりではなく，今とは比べものにならない程大変な思いをしつつ英語論文にチャレンジしていた先人の熱い思いが伝わる．本書の中でも「日本人にわかりにくい類語」など，引用させていただいた．深謝申し上げる．長らく絶版になっていたが，最近電子書籍として復刻版を手に入れることができるようだ．パラパラとめくって参照できないのが残念だが，小冊子なので一読されることをおすすめする．

■『日本人の英語』(1988 年)，『続日本人の英語』(1990 年)
（マーク・ピーターセン著，岩波書店）

　　出版されて随分経つが，それまでにない切り口で日本人の英語の問題点を明らかにした，古典的名著である．冠詞，接続詞の用法，英語的な表現法など，論文執筆中にも大変参考になる．受験で鍛えた文法力と本書の知識を合わせれば，論文の英作文としてはかなりよい線までいく．状況が差し迫っているときには役に立たないかもしれないが，ぜひ暇のあるとき，出張中の新幹線の中などで一読されることをおすすめする．

■『Academic Writing for Graduate Students: Essential Tasks and Skills』
（Swales JM, Feak CB, 3rd ed, The University of Michigan Press, 2012 年）

　　アメリカの大学院生のために書かれたテキスト．留学生を念頭にわかりやすく書かれている．通読するのは忙しい日本人医師にとっては大変だろうが，索引を使って疑問に思った事柄を調べるのによい．

■『表現のための実践ロイヤル英文法』
（綿貫　陽，マーク・ピーターセン共著，旺文社，2011 年）

　　もともと文法は試験をするためにあるのではなく，ちゃんとした文章を書くためにあるのだ．きちんとした文法書を1つは持っておこう．英文を書いていて疑問に思ったときに参照するためだ．本書は正統的な文法書で，比較的新しく，説明もわかりやすく実用的である．語法に疑問が生じたときに辞書のように引いて使うのによい．

■『一億人の英文法』
（大西泰斗，ポール・マクベイ共著，東進ブックス，2006 年）

　　新しいタイプの文法書である．「日本人が英語を話すための英文法」という触れ込みで，イラストを多用し，文法用語からの解放，文をつくるための簡単な原則，英語を理解するために最適な学習順序などを謳っている．文法を調べるというより，読み物として面白い．

▌『国際学会 English─挨拶・口演・発表・質問・座長進行』

（C. S. Langham 著，医歯薬出版，2007 年）

　学会で役に立つコンパクトな例文集で，ロングセラーである．著者は日本大学歯学部で教鞭をとり，日本人に対する指導歴も長い．学会でのやりとりが状況別にまとめられていて，実用的な一冊である．特に質疑応答は受け答えのパターンを覚えておくとよい．

▌『数学いらずの医科統計学』第 2 版

（Harvey Motulsky 著，津崎晃一訳，メディカル・サイエンス・インターナショナル，2011 年）

　論文の統計に関する部分を理解したい医療関係者，データ解析を行う研究者，および統計学者に相談したい科学者のために書かれた，統計学の教科書．実際の統計処理はパソコンを用いて行うと思うが，本書はいわゆるマニュアル本ではなく，統計学の基礎的概念を正しく理解し，誤った統計を適応しないために役立つ．

おわりに

　英語での発表，特に英語での論文作成はむずかしいが，何も英語でやることがむずかしいのではない．医学英語は語彙数も少なく，文学や映画の英語に比べれば決してむずかしくはない．英語はあくまで情報を伝える手段にすぎない．問題はその中身だ．医学は不完全である．みずからが経験したことを科学的に記述し，世界の同僚と共有することにこそ価値がある．とはいっても何事にも基本がある．基本が身についていないと，たとえ新規性や独創性があったとしても試行錯誤を繰り返すのみで収穫は少ない．ただ指導医も忙しい．医療現場では，学会発表や論文作成の基本からきちんと指導する時間はもてないのが実情ではなかろうか．

　本書は指導する側，される側双方のお役に立てればとの気持ちを込め，「簡潔に，しかもよりわかりやすく」を心がけて改訂作業に取り組んだ．オープンジャーナルの台頭も相まって，諸外国では発表論文数は著しく増えている．ところが残念ながら，わが国からの論文の発信数は減少しつつある．これは由々しきことである．ぜひ，わが国の質の高い医学を世界に広めたい．わが国の若手医師も，本書を片手に，比較的取り組みやすい英語抄録作成から，一層難易度の高い英語論文作成に至るまでをぜひ経験し，新たな次元にチャレンジしていただければと思う．

　本書は英語の教科書ではなく，実践のための手引きである．臨床で悪戦苦闘しながら学会活動や論文作成を行ってきた一医師の経験に基づくもので，独断的なところもあるかもしれない．大方のご批判を賜りたい．

　稿を終えるにあたり，初版の出版を熱心に勧めてくださった南都伸介先生に深謝する．またこれまで筆者を信頼し，大切な論文原稿の改訂をゆだねてくれた多くの若手の先生方に感謝する．諸先生方の論文の添削を通じて筆者も多くを学ばせていただいた．そして中学校に入るまでまったく英語に縁がなく，人前で話すことさえ苦痛であった筆者の世界を，英語を通じて大きく広げてくださった，中学・高校の恩師 Patrick D. Brangan 先生に心から感謝をささげる．最後に，本書の改訂にあたって，わかりやすく素敵なレイアウトを提案していただいた南江堂の平野萌氏，鈴木佑果氏に心から感謝の意を表す．

索 引

索 引

索 引

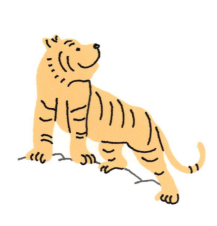

著者紹介

上松正朗 （うえまつ まさあき）

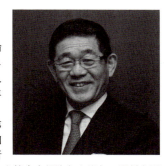

　高校時代，ホノルル市長杯青少年英語弁論大会に優勝ならびに朝日新聞社・朝日イブニングニュース社全日本学生英語弁論大会に入賞．昭和55年，大阪大学医学部卒業．同年ECFMG合格．

　大阪警察病院循環器科，大阪大学医学部第一内科に勤務．平成3年より2年間，米国ジョージア工科大学バイオメカニクス研究所およびエモリー大学内科心臓部門に留学し，血管内皮細胞と血流との関係を研究．帰国後は国立循環器病センター病院，同研究所，大阪警察病院，関西労災病院等を経て，現在は国立病院機構大阪医療センター臨床研究センター長．

　専門は循環器内科学，特に超音波診断学．

新 英語抄録・口頭発表・論文作成 虎の巻
　　―忙しい若手ドクターのために

2017年3月30日　発行	著　者　上松正朗 発行者　小立鉦彦 発行所　株式会社 南 江 堂 〒113-8410　東京都文京区本郷三丁目42番6号 ☎（出版）03-3811-7236　（営業）03-3811-7239 ホームページ http://www.nankodo.co.jp/ 　　　　　　印刷・製本　小宮山印刷工業 　　　　　　装丁　渡邊真介

*NEW TORANOMAKI : A Practical Guide to Academic Writing
and Oral Presentation in English for Busy Physicians*
© Masaaki Uematsu, 2017